Sprachförderung bei demenziellen Störungen

SCHRIFTEN ZUR SPRACHTHERAPIE UND SPRACHFÖRDERUNG

Neurolinguistische, logopädische und sprachheilpädagogische Theorie und Praxis

Herausgegeben von Martina Hielscher-Fastabend, Berthold Simons und Franz J. Stachowiak

BAND 10

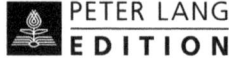

Berthold Simons

Sprachförderung bei demenziellen Störungen

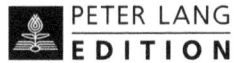

Bibliografische Information der Deutschen Nationalbibliothek
Die Deutsche Nationalbibliothek verzeichnet diese Publikation
in der Deutschen Nationalbibliografie; detaillierte bibliografische
Daten sind im Internet über http://dnb.d-nb.de abrufbar.

ISSN 2199-6911
ISBN 978-3-631-66201-4 (Print)
E-ISBN 978-3-653-05163-6 (E-Book)
DOI 10.3726/978-3-653-05163-6

© Peter Lang GmbH
Internationaler Verlag der Wissenschaften
Frankfurt am Main 2015
Alle Rechte vorbehalten.

Peter Lang – Frankfurt am Main · Bern · Bruxelles ·
New York · Oxford · Warszawa · Wien

Das Werk einschließlich aller seiner Teile ist urheberrechtlich
geschützt. Jede Verwertung außerhalb der engen Grenzen des
Urheberrechtsgesetzes ist ohne Zustimmung des Verlages
unzulässig und strafbar. Das gilt insbesondere für
Vervielfältigungen, Übersetzungen, Mikroverfilmungen und die
Einspeicherung und Verarbeitung in elektronischen Systemen.

Diese Publikation wurde begutachtet.

www.peterlang.com

INHALTSVERZEICHNIS

Einführung: Sprache und demenzielle Störungen   7

Über dieses Buch	7
Sprache	8
Demenzielle Störungen	9
Was ist eigentlich Demenz?	9
Alzheimer Demenz	10
Vaskuläre Demenz	10
Frontotemporale Demenz	11
Lewy-Körper-Demenz	11
Andere demenzielle Störungen	12
Demenztests	12
Kommunikation und Teilhabe	13
Sprache und Sprechen des älteren Menschen	15
Sprachstörungen bei Demenz und Aphasie	19
Sprachstörung bei semantischer Demenz	21
Primär progressive (progrediente) Aphasie (PPA)	21
Nicht-flüssige progressive (progrediente) Aphasie (NFPA)	22
Sprachstörung bei Alzheimer Demenz	22
Sprachförderung bei demenziellen Störungen	24
Kommunikations- und Gesprächsmanagement	27
Stabilität und Instabilität der sprachlichen Leistung	29
Unterstützende Gesprächsführung	30
Fragetypen	31
Gliederungssignale im Gespräch	33
Sprachverständnis und Verständlichkeit	33
Kommunikative Defizite bei demenziellen Störungen	38
Einsatz der Förderübungen in der Gruppe	38
Hinweise zu den Förderübungen	39
Indikation	40
Sprachsystematik und Kommunikation	40
Sehen und Hören	41
Handbeweglichkeit	41
Dysarthrien	41

Phonematische Abweichungen	41
Nebenwirkungen von Medikamenten	41
Sprachkenntnis bei Migrationshintergrund	41
Belastbarkeit	42
Schwierigkeitsgrad	42
Adäquatheit der Leistung	42
Mündlichkeit und Schriftlichkeit	42
Abbruchkriterien	42
Die Helfer!	43
Förderübung und sprachliche Interaktion	44
Förderübungen mit Verben	47
Fragen und Antworten	47

Fördereinheit: Sprachliches Erfassen von Gegenständen und Sachverhalten — 49

Fördereinheit: Sprachliche Aktivierung — 143

Fördereinheit: Orientierung und Versprachlichung praktischer Alltagshandlungen — 207

Literaturverzeichnis — 241

Anhang: Kopiervorlagen — 245
Lerntagebuch	246
Prüfliste	247
Soziolinguistischer Fragebogen	248
Checkliste Übungspartner	249
Kurze Erfassung der Schreibleistung	250

SPRACHE UND DEMENZIELLE STÖRUNGEN

❏ **ÜBER DIESES BUCH** Dieses Buch wendet sich an Menschen, die aufgrund einer beginnenden demenziellen Störung leichte sprachliche Leistungseinbußen bemerken oder bereits nachweislich unter auffallenden sprachlichen Störungen leiden, z.B. nach einer fachlich fundierten Untersuchung. Das Buch soll die Möglichkeit bieten, nach linguistischen Gesichtspunkten aufgebaute, sprachliche Förderübungen durchzuführen. Die Zielsetzungen bestehen darin, einem Leistungsabbau entgegen zu wirken, die sprachliche Leistung längerfristig zu erhalten und Phasen der Besserung auszunutzen. Die Weltgesundheitsorganisation (WHO) definiert die Fähigkeit zu kommunizieren, dazu gehört natürlich in erster Linie sprachliches Kommunizieren, als einen Bestandteil der Lebenskompetenzen („life skills"). Die Wichtigkeit des Erhalts der sprachlichen Fähigkeiten als eine der entscheidenden Lebenskompetenzen bedarf keiner besonderen Begründung.

Dieses Buch wendet sich auch an alle, die mit Menschen zu tun haben, die an demenziellen Störungen leiden. Denn das Ziel der Förderübungen dürfte für die Betroffenen kaum allein, d.h. im Eigentraining, zu erreichen sein. Benötigt wird in aller Regel ein Partner, der als Helfer zur Seite steht. Dies kann ein professioneller Therapeut sein: ein Klinischer Linguist, ein Logopäde oder ein Sprachheilpädagoge; dies kann aber auch ein Neuropsychologe, ein Demenzbegleiter oder Demenzberater sein, eine entsprechend geschulte und erfahrene Pflegekraft, ein engagierter Helfer aus einer Selbsthilfegruppe oder ein Angehöriger, der in der häuslichen Betreuung aktiv ist. Das heißt, das Buch wendet sich an alle genannten Personengruppen, um ihnen als Fördermaterial im klinischen und ambulanten Einsatz zur Verfügung zu stehen. Selbstverständlich erspart die Durchführung der vorliegenden Förderübungen nicht die ärztliche Behandlung der Grunderkrankung.

Als weitere Zielsetzung versucht dieses Buch, Hintergrundinformationen zu geben: 1. über die unterschiedlichen sprachlichen Symptome bei den häufigsten demenziellen Sprachstörungen, und 2. Anleitungen zur Durchführung dieser Förderübungen - beschränkt allerdings auf die linguistischen und klinisch-linguistischen Aspekte. Eine umfassende Behandlung des aktuellen und brisanten Themas *Demenz* ist nicht beabsichtigt. Für eine weitergehende Beschäftigung mit diesem Themenkomplex, insbesondere was die medizinischen, pflegerischen, sozialen, juristischen und anderen Aspekte angeht, wird im Laufe der Einleitungskapitel auf entsprechende Literatur verwiesen.

Die vorliegenden Übungen dienen zur Aktivierung und Förderung sprachlicher Leistungen in mehreren sprachlichen Modalitäten mit dem Ziel, die allgemeine sprachliche Kommunikationsfähigkeit zu verbessern, das Vertrauen in die eigene sprachliche Leistung zu fördern und Betroffene zu ermutigen, sich sozialen Situationen, die sprachlich zu bewältigen sind, zu stellen, trotz selbst empfundener sprachlicher Schwierigkeiten. Die linguistisch motivierten Förderübungen orientieren sich an der von der Erkrankung demarkierten Symptomatik. Vor der Durchführung der Förderübungen wird die Lektüre der einleitenden Kapitel und der Hinweise dringend empfohlen. Zwar sind jeder Förderübung kurze Erläuterungen vorangestellt, in jedem Fall aber sollten die Hinweise zum Gesprächsmanagement und zu den unterschiedlichen sprachlichen Symptomen gelesen werden. Unerlässlich ist die Berücksichtigung eventueller Vorbefunde z.B. über Hör- oder Sehbeeinträchtigungen usw., die für die Durchführung der Förderübungen wichtig sein können, denn davon kann im Zweifelsfall das Gelingen einer Förderübung abhängen. Dem Thema „Gesprächsmanagement" kommt besondere Bedeutung zu: Die Förderübungen sollen grundsätzlich nicht „mechanisch" abgearbeitet, sondern im Rahmen eines Gesprächs zwischen Helfer und Übungspartner bearbeitet werden. Ausführliche Informationen zu diesem Konzept finden sich in dem Kapitel *Kommunikations- und Gesprächsmanagement*. Es soll dabei helfen, die Zusammenarbeit zwischen dem Betroffenen und seinem Helfer zu erleichtern und für beide Seiten gewinnbringend zu gestalten.

Für ihre kritische Durchsicht des Manuskriptes und ihre Verbesserungsvorschläge bin ich Prof. Dr. Franz-Josef Stachowiak, Dr. Dorothee Evers-Volpp und Peter Böhm M.A. zu Dank verpflichtet.

❏ **SPRACHE** „Die Sprache ist das Instrument, dank dessen der Mensch seine Gedanken formt, seine Regungen und Gefühle, seinen Willen und seine Handlungen, das höchste und tiefste Fundament der menschlichen Gesellschaft. Aber sie ist auch der letzte Ausweg des Menschen, seine Zuflucht in einsamen Stunden, wo der Geist mit dem Dasein streitet, und wo sich der Konflikt im Selbstgespräch des Dichters und der Meditation des Denkenden löst." Dies schrieb der dänische Sprachwissenschaftler Louis Hjelmslev (1899-1965) 1943 in seinem Buch *Prolegomena zu einer Sprachtheorie* (Übersetzung B.S.). Damit verlieh er seiner Ansicht Ausdruck, dass Sprache aus der Sicht der Linguistik mehr ist als ein System von Regeln oder ein Werkzeug zur Übermittlung von Informationen. Die Sprache ist auch unmittelbarer Ausdruck der Person und der Persönlichkeit. Sie dient nicht nur der Kommunikation von Mensch zu Mensch, sondern sie ist auch das Medium der „inneren Sprache" in der Stille des eigenen Ichs. Diese beiden Seiten der sprachlichen Aktivität sind für den Erhalt und die Identität der Person gleichermaßen bedeutsam.

Sprechen darf man ohne weiteres als eine der wichtigsten Fähigkeiten und Aktivitäten des Menschen bezeichnen. Dies gilt für unsere hoch zivilisierte und versprachlichte Welt ganz besonders: Persönliche Beziehungen, Rechtsgeschäfte, Informationsvorgänge aller Art, jede Mediennutzung, Bedienung von Geräten und Maschinen - nichts von all dem wäre ohne Sprache sinnvoll denkbar. Dem Erhalt der sprachlichen Leistung im Krankheitsfall kommt deshalb eine entscheidende Bedeutung zu, denn vor allem die sprachlichen Leistungen bestimmen das Maß, in dem ein Mensch sich selbst ausdrücken und am sozialen Leben teilnehmen kann.

❏ **DEMENZIELLE STÖRUNGEN** Demenzielle Störungen werden oft von Defiziten in der sprachlichen Leistung der Betroffenen begleitet. Mitunter stellen sich sprachliche Ausfälle, wie z.B. Wortfindungsstörungen oder zunehmender Verlust des „Gesprächsfadens", schon in der Anfangsphase einer solchen Störung ein. Dies kann sich für die Betroffenen nachhaltig auswirken, denn solche Störungen beeinflussen die Kommunikation im Alltag. Bereits diese erste Erfahrung der eigenen Schwierigkeiten in Alltagsgesprächen kann zu Vermeidungs- oder sogar Rückzugsverhalten führen. Betroffene beteiligen sich seltener an Gesprächen oder ziehen sich aus ihrem familiären Umfeld, ihren Freundes- und Bekanntenkreisen zurück und geraten dadurch nach und nach in eine soziale Isolation, die das Gesamtbild der Erkrankung verschlimmert.

Bei demenziellen Störungen können Ausfälle grundsätzlich auf allen Ebenen der sprachlichen Leistung beobachtet werden: in der Lautbildung, in der Schriftsprache, im Sprachverständnis, in der Wortfindung, in der Bildung von Sätzen, bei der Textverarbeitung. Ebenso können Störungen bei den mit der Sprachproduktion und -verarbeitung zusammen hängenden neuropsychologischen Leistungen wie Aufmerksamkeit, Gedächtnis, Konzentration usw. auftreten. Die Ausfälle können einzeln auftreten, in unterschiedlichen Kombinationen, und einzelne Leistungsausfälle können wiederum Auswirkungen auf andere Leistungen haben. Zusätzlich erschwerend kann sich eine allgemeine Wechselhaftigkeit in diesen Leistungen auswirken.

❏ **WAS IST EIGENTLICH DEMENZ?** Seit Jahren vergeht praktisch kein Tag, ohne dass in den Zeitungen und Zeitschriften, in Rundfunk und Fernsehen, von Web-Seiten im Internet ganz zu schweigen, von „Demenz" und von „Alzheimer" die Rede ist. Leider sind diese beiden Begriffe dabei zu Schlagzeilen-Stereotypen missbraucht worden, denn ihre Verwendung beruht oft genug nicht auf einem konturierten Verständnis dieser eigentlich medizinischen Begriffe. Ihr undifferenzierter Gebrauch trägt eher dazu bei, diese Bezeichnungen auf eine Vielzahl von altersbedingten, nicht-pathologischen und völlig alltäglichen Veränderungen, wie z.B. Vergesslichkeit, zu übertragen. Letztlich können dadurch ausgrenzende Verhaltensweisen gegenüber älteren Menschen begünstigt werden, und insbesondere die Diskriminierung der Menschen, denen das Etikett *Demenz* oder *Alzheimer-Demenz* angeheftet wurde - viel zu oft ohne eine valide Testung.
Demenz ist meist eine Erkrankung des höheren Lebensalters; betroffen sind überwiegend Personen, die älter sind als 65 Jahre. Der Vollständigkeit halber sei

erwähnt, dass Demenzen durchaus auch im Kindes- und Jugendalter auftreten können, meist als Folge von Erbkrankheiten, Stoffwechselerkrankungen oder Infektionen. Die Neurologie unterscheidet mehrere Typen demenzieller Erkrankungen; die folgenden Kurzdarstellungen stützen sich in ihren Schwerpunkten auf die Ausführungen von Bryan & Maxim 2006, berücksichtigen aber nur die häufigsten Demenzerkrankungen. Für eine ausführliche Darstellung und Übersicht sei auf das deutschsprachige *Handbuch Demenz* von Kastner & Löbach 2.2010 verwiesen.

❑ **ALZHEIMER DEMENZ** Die Alzheimer-Erkrankung ist benannt nach dem deutschen Psychiater und Neuropathologen Alois Alzheimer, der sie 1901 erstmals beschrieben hat. Sie ist die häufigste Demenz-Erkrankung. Sie ist eine progrediente Erkrankung des menschlichen Nervensystems, die den Verlust von Nervenzellen im Gehirn bedingt. Es kommt zur Bildung von Zellablagerungen zwischen den Neuronen (= Nervenzellen), sogenannten Plaques. Dieser Abbau konzentriert sich meist auf den parietotemporalen Assoziationskortex und später den frontalen Kortex (= Hirnrinde); die primären kortikalen Regionen, Stammganglien, der Thalamus (= Teil des Zwischenhirns), Hirnstamm und das Zerebellum (= Kleinhirn) sind demgegenüber kaum oder gar nicht betroffen. Als Folge stellen sich bei den Betroffenen in den verschiedenen Stadien der Erkrankung eine Vielzahl von Symptomen ein, die psychische und Verhaltensauffälligkeiten, Störungen der kognitiven und sprachlichen Leistungen und auch Wesensveränderungen umfassen.

Dieser gesamte Symptomenkomplex wird als Alzheimer-Demenz bezeichnet. Ein früher gegenüber einem späten Erkrankungsbeginn kann ein verlaufsbestimmender Faktor sein: Die symptomatische Entwicklung bei Alzheimer-Demenz verläuft bei einem frühen Erkrankungsbeginn schneller als bei einem späten Erkrankungsbeginn (Bryan & Maxim 2006:77). Allerdings sind der Verlauf und die symptomatische Ausprägung der sprachlichen Störungen individuell ganz unterschiedlich. Die Schwerpunkte der sprachlichen Störungen liegen bei Wortfindungsstörungen, Störungen des Nachsprechens, Verschlechterung des Satzverständnisses; zunächst semantische, später auch phonematische Paraphasien; Störungen beim Lesen und Schreiben und beim Lesesinnverständnis; im letzten Stadium der Erkrankung kann es zu Echolalien, zu sprachlichen Automatismen, stereotype Reihenreaktionen mit Zahlen, logorrhoeischer Sprachproduktion und Mutismus kommen. Bryan & Maxim 2006:79 geben eine beispielhaft detaillierte, tabellarische Übersicht über die sprachliche Symptomatik (s. unten S. 22-23).

❑ **VASKULÄRE DEMENZ** Die vaskulären Demenzen gehören zu den häufigeren Demenzformen. Sie bieten uneinheitliche Krankheitsbilder. Ursächlich dafür sind zerebrovaskuläre Gefäßerkrankungen: Auf der einen Seite regionale

Durchblutungsstörungen im Gehirn, und auf der anderen Seite Gefäßverschlüsse, die zu „kleinen Schlaganfällen" führen. Ausmaß und Schweregrad der Durchblutungsstörungen sind individuell völlig unterschiedlich. Die „kleinen Schlaganfälle", sogenannte Lakunen, bedingen je nach ihrer Lokalisation ebenfalls unterschiedliche neurologische Ausfallserscheinungen. Ursächlich sind seltener entzündlich bedingte Gefäßerkrankungen. Die Störungsbilder und die Krankheitsverläufe sind uneinheitlich, weil für die vaskuläre Demenz eine nichtfokale neurologische Symptomatik typisch ist – von selteneren Ausnahmen abgesehen. Die Symptome können wechselhaft und flüchtig sein. Die vaskuläre Demenz ist allerdings sowohl therapie- als auch besserungsfähig. Neben den sprachlichen Ausfällen können Gangstörungen, Koordinationsstörungen, kognitive und Wahrnehmungsstörungen, Desorientierung und auch Veränderungen der Persönlichkeit dazu gehören. Anders als bei der Alzheimer-Erkrankung können sich die Betroffenen insgesamt oder phasenweise erholen und sind auch therapeutischen Maßnahmen gut zugänglich. Die sprachlichen Ausfallserscheinungen bieten wegen der unterschiedlichen Lokalisation der Durchblutungsstörungen und/oder der Lakunen kein einheitliches Bild. Sprachliche Störungen können je nach Krankheitsverlauf auch geringfügig auftreten oder ganz fehlen.

❑ **FRONTOTEMPORALE DEMENZ** Die fronto-temporale Demenz, nach ihrem Entdecker, dem deutsch-tschechischen Neurologen und Psychiater, auch Pick-Krankheit genannt, stellt sich als eine degenerative Erkrankung des Stirn- und Schläfenlappens des Gehirns dar. Eng verwandt mit den frontotemporalen Demenzen sind die semantische Demenz und die nicht-flüssige progressive Aphasie. Bryan & Maxim 2006:98f. unterscheiden zwei Verlaufsformen dieser Erkrankung: eine mildere Verlaufsform mit einer langsam fortschreitenden Sprachstörung („progressive isolierte Aphasie" nach ICD-10-GM Version 2011) und nur geringen anderen kognitiven Defiziten; eine schwere Verlaufsform mit deutlichen Wesens- und Verhaltensveränderungen und schweren kognitiven Störungen im Spätstadium. Insbesondere bei der milderen Verlaufsform können therapeutische Maßnahmen greifen. Als sprachliche Symptomatik können sich eine insgesamt reduzierte Sprachproduktion und eine Verarmung des Wortschatzes einstellen. In einem späteren Stadium kann es zu Echolalien, Perseverationen und sprachlichen Stereotypien und beim Fortschreiten der Erkrankung auch zum Mutismus kommen.

❑ **LEWY-KÖRPER-DEMENZ** Die Lewy-Körper-Demenz ist nach dem deutschen Neurologen Friedrich Lewy benannt. Er beschrieb 1912 bei seinen Untersuchungen zur Parkinson-Erkrankung charakteristische interneuronale Einschlüsse, die sog. Lewy-Körperchen; diese lassen sich an vielen Stellen des Gehirns nachweisen. Der Verlauf dieser Erkrankung kann sehr wechselhaft, und die Symptomatik stark schwankend sein, führt aber zu einer Demenz. Typisch sind

Störungen der kognitiven Leistung, gelegentliche Verwirrtheit, Aufmerksamkeitsstörungen, visuelle Halluzinationen und oftmals eine der Parkinson-Erkrankung vergleichbare Symptomatik, d.h. Rigor und Tremor. Die mit dieser Grunderkrankung auftretenden Sprachstörungen sind bisher nur wenig beschrieben. Sie treten im Allgemeinen erst in einem späteren Stadium der Erkrankung auf. Es zeigen sich dysarthrische Störungen, semantische und Wortfindungsstörungen sowie eine Verlangsamung der Sprachproduktion.

❏ **ANDERE DEMENZIELLE STÖRUNGEN** Es gibt eine Reihe weiterer Grunderkrankungen, die demenzielle Störungen bedingen (können), aber seltener auftreten. Dazu gehören u.a. die Parkinson-Krankheit, Morbus Huntington, die Creutzfeld-Jakob-Krankheit, demenzielle Störungen als Folge von Alkohol-Abusus, Morbus Wilson (eine Stoffwechselerkrankung) u.a.m. Bei allen diesen Erkrankungen kann es auch zu Störungen der sprachlichen Leistungen und Kommunikation kommen, die sich im Verlauf der Erkrankung unterschiedlich ausprägen. Im Vordergrund stehen meist dysarthrische Störungen wie Artikulationsstörungen unterschiedlicher Art oder Mutismus und an Aphasien erinnernde Ausfälle wie Wortfindungsstörungen, Sprachverständnisstörungen usw. Charakteristisch für diese Erkrankungen ist, dass ihr Verlauf anhand der Symptome in typische Phasen oder Stadien untergliedert werden kann; dementsprechend sind auch die sprachliche Symptomatik und der Schweregrad der sprachlichen Störungen verlaufsabhängig.

❏ **DEMENZTESTS** Grundsätzlich sollte das Vorliegen einer demenziellen Störung sowohl durch eine ärztliche Diagnostik als auch durch einen der vorhandenen Demenztests abgesichert werden. Eine nicht abgesicherte Zuweisung dieser Diagnose z.B. auf der Grundlage normaler Altersvergesslichkeit oder Verlangsamung der Sprechtätigkeit o.ä. ist wegen der möglichen Folgen für den Betroffenen in keinem Fall akzeptabel. Ob die Zuweisung dieser Diagnose allein auf der Grundlage einer allgemeinen klinischen Untersuchung, d.h. ohne Verwendung eines der gebräuchlichen (möglichst standardisierten) Tests akzeptabel ist, dürfte im Hinblick auf die möglichen Rechtsfolgen dieser Diagnose heutzutage als eine eher fragwürdige Vorgehensweise zu werten sein. Demenztests werden üblicherweise von Neuropsychologen oder Neurologen durchgeführt. Im Hinblick auf den eventuellen Bedarf an ärztlichen, pflegerischen und therapeutischen Maßnahmen sowohl im neuro-psychologischen als auch im klinisch-linguistischen Bereich ist eine adäquate Diagnostik unverzichtbar (wird aber leider nicht immer durchgeführt). Dies liegt im Interesse des Betroffenen und der Familienangehörigen und kann sich nicht zuletzt auch aus mehreren juristischen Gründen als wichtig erweisen, insbesondere aus betreuungs-, versorgungs- und erbrechtlichen Gründen. Davon abgesehen kann man mit dem Verlangen einer wissenschaftlich abgesicherten Testung „voreilige Diagnosen" aufgrund einer Fehleinschätzung altersgerechter Leistungsveränderungen unterbinden. Es gibt eine ganze Reihe von Tests und Testbatterien, die sich dazu eignen. Erwähnt seien hier nur der *Demenz-Test* (DT) von J. Kessler, P. Denzler und H.J. Markowitsch und der *Mini-Mental-Status-Test* (MMST) von M. F. Folstein, S. E. Folstein, P. R. McHugh, J. Kessler, P. Denzler und H. J. Markowitsch.

Der MMST ist ein nur etwa zehn Minuten dauerndes Screening-Verfahren zur Untersuchung „kognitiver Störungen bei älteren Personen". Erfasst werden Leistungen wie Orientierung, Aufmerksamkeit, Gedächtnis, Sprache usw. Dieses „minimalistische" Screening-Verfahren dient allerdings nur zur Ergänzung ausführlicher Untersuchungen oder Tests. Der *Demenz-Test* (DT) enthält den MMST als einen seiner Bestandteile. Er beinhaltet einen Gedächtnistest, einen Apraxietest und eine Testung der Orientierung. Daneben bietet er ein Fremdrating für Personen, die nicht mehr testbar sind. Für seine Durchführung ist etwa 1/2 Stunde zu veranschlagen. Selbstverständlich darf die Testung und Auswertung nur von ausgebildetem Fachpersonal durchgeführt werden.

❏ **KOMMUNIKATION UND TEILHABE** Teilhabe ist ein Konzept, das insbesondere durch seine Aufnahme und Verwendung in der *International Classification of Functioning, Disability and Health* (ICF) zu einem wesentlichen Maßstab im Umgang mit behinderten Menschen und für die Zielsetzungen therapeutischen Handelns bestimmend geworden ist. Dem in bestimmten Leistungen behinderten Menschen soll mithilfe geeigneter therapeutischer Maßnahmen die Teilhabe an alltäglichen Situationen im Kontext seines Lebens ermöglicht und/oder erleichtert werden. Dem hat im Gefolge dessen auch das deutsche Sozialgesetzbuch Rechnung getragen, nämlich im SGB IX *Rehabilitation und Teilhabe behinderter Menschen*; es heißt dort in § 1: „Behinderte oder von Behinderung bedrohte Menschen erhalten Leistungen nach diesem Buch und den für die Rehabilitationsträger geltenden Leistungsgesetzen, *um ihre Selbstbestimmung und gleichberechtigte Teilhabe am Leben in der Gesellschaft zu fördern, Benachteiligungen zu vermeiden oder ihnen entgegenzuwirken. ..."* (Hervorhebung von B.S.). Wesentlich am Teilhabe-Konzept ist der enge Bezug zu den je individuellen Lebensbedingungen und -situationen, d.h. dem Betroffenen soll ermöglicht werden, die von ihm prämorbid ausgeübten Tätigkeiten und Verrichtungen trotz einer vorhandenen Behinderung oder Störung weiterhin auszuüben und die im Wege stehenden Hindernisse („Barrieren") zu beseitigen oder zu minimieren - soweit dies im Rahmen des jeweiligen Krankheitsbildes möglich ist. Zielsetzung ist, Selbständigkeiten der Betroffenen zu erhalten und zu fördern. Was bedeutet dies konkret im Zusammenhang mit sprachlichen Leistungen? Es geht nicht darum, eine völlig allgemeine Zielsetzung anzustreben, wie z.B. „wieder sprechen" zu können. Es sollen umschriebene Teilhabeziele angegeben werden, die der Betroffene für die Bewältigung seines Alltagslebens erreichen möchte; dazu einige Beispiele:

Ein passionierter Briefmarkensammler möchte weiter seinem Hobby nachgehen und wieder einschlägige Fachkataloge und die Aufschriften auf den Briefmarken lesen können.
Ein Richter a.D. möchte wieder an den regelmäßigen Treffen seiner ehemaligen Kolleginnen und Kollegen teilnehmen und fachbezogene Gespräche führen können.
Eine verwitwete Studienrätin sieht ihre Tätigkeit im Pfarrgemeinderat gefährdet; sie möchte sich aber zur Wiederwahl stellen und sich darüber hinaus auch weiter an der Gestaltung der Gottesdienste beteiligen.

Die sprachtherapeutischen Möglichkeiten, derartige Ziele zu verfolgen und zu erreichen, sind auf der einen Seite vielfältig, auf der anderen Seite eingeschränkt. Vielfältig, insofern es mittlerweile eine namhafte Menge an bewährten sprachlich-funktionellen und kommunikativ orientierten Behandlungsmöglichkeiten gibt; eingeschränkt, insofern sich diese Behandlungsmöglichkeiten nicht in jedem Einzelfall realisieren lassen, weil es z.B. am Wohnort eines Betroffenen kein entsprechendes Angebot gibt, oder der Betroffene aufgrund mangelnder Beförderungsmöglichkeiten an einer regelmäßigen Teilnahme oder an einer Teilnahme überhaupt gehindert ist u.v.m. Ein weiteres Hindernis besteht darin, dass viele kommunikativ orientierte Behandlungsmaßnahmen eine größere Zahl von Teilnehmern erfordern; derartige Gruppen lassen sich leichter in einem institutionalisierten Kontext zusammenstellen, als dass sie in Selbsthilfe zu organisieren wären.

Aus linguistischer Sicht besteht ein Fundamentalproblem darin, dass sich ein und dasselbe kommunikative Ziel i.A. mit den unterschiedlichsten sprachlich-grammatischen Mitteln erreichen lässt. Als ein einfaches Beispiel eignet sich die Sprachhandlung *Grüßen*:

Sprachhandlung *Gruß*	Bau der Äußerung
Morgen!	Ein-Wort-Äußerung
N'Abend!	Verkürzte Zwei-Wort-Äußerung
Tag allerseits! Tag zusammen!	Zwei-Wort-Äußerung: N + Adverb
Guten Tag!	Zwei-Wort-Äußerung: Adj + N
Schönen guten Morgen!	Adj + Adj + N
Einen schönen guten Morgen!	Art + Adj + Adj + N
Einen schönen guten Morgen wünsche ich!	S → Art + Adj + Adj + N + V + SubjPron

Einen schönen guten Tag wünsche ich dir!	S → Art + Adj + Adj + N + V + SubjPron + ObjPron
Ich grüße Sie!	S → SubjPron + V + ObjPron
Ich grüße Sie, Frau X!	S → SubjPron + V + ObjPron + Vokativ
Sei mir gegrüßt, Paul!	Konjunktiv I von *sein* + Partizip Perfekt als Imperativ Passiv (Höflichkeitsform) + Agens im Dativ + direkter Anrede mit Namen
usw.	

Diese wenigen Beispiele zeigen, dass die gleiche Sprachhandlung, nämlich der Gruß, mit einer Vielzahl völlig unterschiedlicher, von einfach bis komplex strukturierten, Äußerungen realisiert werden kann. Würde man eine vollständige Liste der sprachlichen Realisierungen von Grußhandlungen im Deutschen anfertigen, könnte man folgerichtig feststellen, dass dieser kommunikative Akt keine einheitliche grammatische Struktur aufweist - so wie andere kommunikative Akte auch. Man kann allgemein festhalten: eine kommunikative Spezifizität entspricht keiner bestimmten grammatischen Spezifizität - und umgekehrt (s. a. Buscha et al. 1998; Leech & Svartvik 3.2002; Granzow-Emden 2013).

Des Weiteren setzt sprachliche Kommunikation trivialerweise sprachliches Wissen voraus; Kommunikation „emergiert" gewissermaßen nicht unabhängig von Sprache. In Abwandlung eines Wortes des Germanisten Ludger Hoffmann (Hoffmann 2013:44) kann man sagen: Ohne Worte keine Grammatik, ohne Grammatik keine Sprache, ohne Sprache keine sprachliche Kommunikation. Die Fortschritte, die in kommunikativ orientierten Gruppenmaßnahmen erzielt werden, sind deshalb eher allgemein korroborativer Natur. Dieser Problematik, der man bei der Vereinbarung von Teilhabezielen nicht ausweichen kann, muss man letztlich durch eine realistische, dem Störungsbild und seiner Prognose Rechnung tragende Lösung hinsichtlich der Hilfsmaßnahmen begegnen. Erfolgversprechende Lösungen dürften eher in einem „Mix" unterschiedlicher Maßnahmen zu erwarten sein.

❑ **SPRACHE UND SPRECHEN DES ÄLTEREN MENSCHEN** Mit der Frage nach sprachlichen Veränderungen aus natürlichen und Sprachstörungen aus krankheitsbedingten Gründen nähert man sich dem Thema der sprachlichen Entwicklung im Verlauf eines Menschenlebens. Denn die Sprache bzw. die sprachliche Leistung, die zur Teilnahme an der sprachlichen Kommunikation in der Sprachgemeinschaft befähigt, ist ja nicht unmittelbar gegeben, sondern wird erworben; am Anfang steht der kindliche Spracherwerb, im Jugend- und Erwachsenenalter folgen der stetige Einsatz und Ausbau der sprachlichen Fähigkeiten, im Alter kann es zu einem natürlichen Abbau sprachlicher und kognitiver Leistungen kommen. In allen Lebensphasen aber kann es aufgrund von Erkrankungen oder Unfällen zum Abbau oder gar zum Verlust sprachlicher Leistungen und Fähigkeiten kommen.

Die Sprache ist unter dieser Sehweise nicht als eine statische Angelegenheit zu betrachten sondern als ein „sprachlicher Prozess", der Bestandteil der Biographie eines Menschen ist. Während die Erforschung des kindlichen Spracherwerbs große Aufmerksamkeit auf sich gezogen hat, und in der Folge dessen auch die Entwicklung von Förderkonzepten bei Defiziten oder Störungen, sind die sprachlichen Veränderungen im Alter und bei alterstypischen Abbauprozessen seltener und erst später Gegenstand wissenschaftlicher Untersuchungen geworden (Literaturangaben dazu s. Korpijaako-Huuhka & Klippi 2010:499ff.). Duszak & Okulska 2010:5 fordern, dass Studien über Sprachverhalten und sprachliche Leistungen einen engen Zusammenhang zum Lebensalter haben sollten, denn: „A discursive perspective on age offers new vistas on the role of language in the life of an individual and whole social groups". Sie heben insbesondere die Wichtigkeit der Unterscheidung von Alter (als Zustand) und Altern als Vorgang („the dynamic nature of age") hervor (a.a.O.:7). In diesem Themenkreis lassen sich Arbeitsweisen der diachronen Sprachwissenschaft, die sich mit sprachlichem Wandel und dem Vergleich unterschiedlicher Sprachzustände und -stufen beschäftigt, mit Gewinn auf den pathologisch bedingten Sprachwandel übertragen (Simons 1991:92-95). Bara 2010:203-276 konzentriert sich auf den Entwicklungsaspekt von Kommunikation und Sprache und beschreibt kommunikative Kompetenz – neben ihrer Phylogenese - unter dem Aspekt ihrer Entwicklung im Laufe des Lebens: von ihrem abgestuften Erwerb beim Kleinkind bis zum normalen Abbau beim älteren Menschen oder aufgrund von Erkrankungen, zu denen auch demenzielle Störungen zählen.

Demenzielle Störungen sind statistisch gesehen Störungen des fortgeschrittenen Lebensalters. Neuere Forschungen weisen allerdings darauf hin, dass sich erste Anzeichen demenziellen Abbaus bereits im vierten Lebensjahrzehnt zeigen können (Bryan & Maxim 2006:97 mit Literaturhinweisen); als einschlägiges Verdachtssymptom gelten Wortfindungsstörungen. Leistungsabweichungen und Leistungsminderungen der sprachlichen und / oder kognitiven Fähigkeiten werden bei Menschen des höheren Lebensalters oft pauschal und in diskriminierender Weise (und ggf. auch Absicht) als Anzeichen beginnender Demenz gewertet. Altern an sich ist jedoch kein pathologischer Prozess!

Der prozentuale Anteil älterer Menschen an der Gesamtbevölkerung hat sich im Laufe der letzten Jahrzehnte deutlich vergrößert. Die folgende Tabelle zeigt die Zahlen für Deutschland zum 31.12.2009 nach Altersgruppen (Quelle: Stat. Jahrbuch 2011:43).

unter 6	6 – 15	15 – 18	18 – 25	25 – 40	40 – 60	60 – 65	65 und mehr
4 117,3	6 905,3	2 459,1	6 792,5	14 953,7	25 365,0	4 307,6	16 901,7

Anhand dieser Zahlen ist ersichtlich, dass die Gruppe der über 65-jährigen die zweitgrößte Gruppe stellt, nämlich fast 17 Millionen Menschen. Bei der Interpretation dieser Tabelle muss man allerdings berücksichtigen, dass 1. das Durchschnittsalter der Menschen in Deutschland gestiegen ist, und 2. die Altersgruppen in dieser Übersicht nicht nach gleichwertigen Zeitspannen gegliedert sind.

Die Sprache und die Sprachleistungen älterer Menschen verändern sich nachweislich als normaler Bestandteil des natürlichen Alterungsprozesses, ohne dass dies krankheitsbedingte Ursachen haben müsste. Zunehmendes Alter bedingt zahlreiche „normale" Veränderungen. Diese altersbedingten und altersgerechten Veränderungen müssen aber sorgfältig von pathologischen Veränderungen abgegrenzt werden, die im Zusammenhang mit Erkrankungen des späteren Lebensalters auftreten. Welche nicht-pathologischen, sprachlichen Veränderungen sind mit zunehmendem Alter häufig zu beobachten? Maxim & Bryan 1994:7ff. listen die wichtigsten auf:

Motorische Verlangsamung der Artikulationsbewegungen.
Absenkung der Stimme durch Leistungsminderung der Kehlkopfmuskulatur.
Eine Minderung des Hörvermögens kann Schwierigkeiten beim auditiven Verstehen von gesprochener Sprache bedingen; dies kann kenntlich werden durch vermehrtes Rückfragen, durch auftretende Missverständnisse oder durch auffälliges Vermeidungsverhalten bei Gesprächen insbesondere in Personengruppen.
Eine Minderung der Sehkraft bedingt Schwierigkeiten beim Lesen und Schreiben und kann bei schweren Sehstörungen auch den Augenkontakt zum Gesprächspartner behindern.
Minderungen des Konzentrationsvermögens oder der Gedächtnisleistung können zu Erschwernissen bei der Führung längerer Gespräche oder Diskussionen oder bei der Führung von Gesprächen mit mehr als zwei Personen führen.
Eine Minderung der Mobilität kann zur Minderung sozialer Kontakte und Aktivitäten führen und die Motivation verringern, vorhandene Kontakte und Aktivitäten zu pflegen.

> Eine Minderung sozialer Kontakte und sozialer Aktivitäten kann allgemein eine Verringerung der Sprechtätigkeit bedingen, weil weniger Gesprächspartner vorhanden sind.

Diese allgemeinen Veränderungen stützen sich auf statistische Erhebungen; ihre Ausprägungen sind selbstverständlich individuell verschieden. Zusätzlich ist zu bedenken, dass zwischen experimentell erhobenen Leistungen und den Leistungen im Alltagsleben signifikante Unterschiede nachgewiesen worden sind: ältere Menschen schneiden bei ihren Leistungen im Alltag i.A. besser ab (Bryan & Maxim 2006: 31ff.). Hinsichtlich der Sprachproduktion sind diverse Unterschiede zwischen sprachgesunden jüngeren und sprachgesunden älteren Menschen berichtet worden; hier einige Beispiele (nach Maxim & Bryan 1994: 41ff.):

> Bei älteren Menschen kann man eine größere Anzahl von Unflüssigkeiten in der Spontansprache beobachten.

> Häufigere Verwendung von Füllwörtern und -ausdrücken und Interjektionen zur Kontinuitätssicherung.

> In der gesprochenen Sprache - getestet anhand von Nacherzählungen vorgegebener Texte - zeigen sich kaum Unterschiede; bei älteren Personen zeigt sich sogar die Tendenz, dass „highly experienced story tellers were more likely to communicate their story using elaborated language than younger story tellers" (Maxim & Bryan 1994:43).

> Der Gebrauch von Pronomina nimmt zu - fraglich, ob damit Probleme bei der Wortfindung von Gegenstandsbezeichnungen ausgeglichen werden sollen.

> Das Finden hochfrequenter Wörter geht schneller als das Finden seltenerer Wörter.

> Anhand der Ergebnisse aus mehreren Experimenten mit Gruppen von älteren und jüngeren Menschen zeigt sich, dass sich ältere Menschen beim Verstehen von Sätzen und Texten anderer Strategien bedienen (Maxim & Bryan 1994:36-41). Sie nutzen insbesondere bei der Interpretation komplexer Konstruktionen eher semantische Strategien als jüngere Leute; möglicherweise um Leistungsminderungen des Arbeitsgedächtnisses auszugleichen.

Bei vielen Vergleichsexperimenten zwischen jüngeren und älteren Versuchspersonen können keine Unterschiede in der sprachlichen und kognitiven Leistung festgestellt werden. Wie die berichteten Unterschiede zu erklären sind, ist Gegenstand einer noch andauernden Diskussion. Zu ergänzen ist, dass gleiche

Sachverhalte oft wegen des Alters einer Person ganz unterschiedlich bewertet werden: Die unaufgeräumte Wohnung einer Mittzwanzigerin kann als „charmantes Durcheinander" gewertet werden, die unaufgeräumte Wohnung einer 75-jährigen als Anzeichen dafür, dass sie mit der Regelung ihres Alltags überfordert ist. In jedem Fall ist eine individuelle und differenzierte Betrachtungsweise vonnöten. Normalität ist ein relativer Begriff, und die Spanne dessen, was man unter „normal" und „unnormal" versteht, hat unscharfe Grenzen.

Maxim & Bryan 1994 nennen also zahlreiche Einzelbefunde, die nichtpathologische Unterschiede in der Sprache älterer Menschen im Vergleich zu den jüngerer Menschen belegen; als Gründe dafür können auch Veränderungen des Sprechstiles beim Älterwerden (des sprachlichen Registers), eine veränderte Definition der eigenen sozialen Rolle und des sozialen Status oder auch eine Veränderung der körperlichen Eigenwahrnehmung in Betracht gezogen werden. Dass der „normale" Alterungsprozess generell mit einem Abbau sprachlicher Leistungen einhergeht, kann bisher nicht belegt werden.

❑ **SPRACHSTÖRUNGEN BEI DEMENZ UND APHASIE** Für die Untersuchung von sprachlichen Störungen bei Demenzen werden nicht selten Aphasietests oder Teile von Aphasietests oder Aphasie-Screenings eingesetzt. Dazu gehören z.B. der *Aachener Aphasie Test* (AAT), Teile der *Boston Diagnostic Aphasia Examination* (BDAE) oder Teile des *Basel-Minnesota-Tests zur Differentialdiagnose der Aphasie*; häufig wird dabei Bildmaterial bevorzugt, mit dem die Leistung beim Benennen von Gegenständen und beim Sprachverständnis untersucht wird.

Mit einer solchen Vorgehensweise erhält man zwar einen kursorischen Eindruck von den untersuchten sprachlichen Leistungen, aber es ist zu bedenken, dass diese Tests für andere Erkrankungen, nämlich für Aphasien allgemein oder speziell für Aphasien vaskulärer Genese konzipiert und tw. standardisiert wurden und demzufolge bei demenziellen Störungen nur bedingt verlässliche Ergebnisse liefern können. Auf diese Problematik weisen auch Maxim & Bryan 1994:209f. hin.

Leider bestehen in der Fachliteratur terminologische Diskrepanzen zwischen dem deutschsprachigen und dem angelsächsischen Raum. Wenn man von Sprachstörung spricht, sind im deutschen Sprachraum üblicherweise aphasische Sprachstörungen gemeint. Im angelsächsischen Sprachraum wird die Bezeichnung *Aphasie* (bzw. *aphasia*) auch für demenziell bedingte Sprachstörungen verwendet - im Gefolge dessen ist diese Verwendungsweise verschiedentlich auch in die deutsche Fachliteratur übertragen worden. Im Hinblick auf die Unterschiede zwischen den aphasischen und demenziellen Sprachstörungen wäre eine genauere terminologische Unterscheidung allerdings wünschenswert. Im Folgenden wird der Begriff *Sprachstörungen* für Sprachstörungen sowohl bei

Aphasie als auch bei Demenzen verwendet werden; demenziell bedingte Sprachstörungen werden aber nicht als Aphasien bezeichnet - mit Ausnahme der Bezeichnungen für die *primär progressive Aphasie* (PPA) und die *nicht-flüssige progressive Aphasie* (NFPA), weil sich dies bisher so eingebürgert hat. Bei beiden handelt es sich eigentlich um Sprachstörungen bei demenziellen Syndromen. Das Thema *Aphasie* wird hier nur gestreift und zu Vergleichszwecken behandelt. Für einen aktuellen und prägnanten Überblick über aphasische Sprachstörungen sei auf Hielscher-Fastabend 2008 verwiesen. Die wichtigsten Unterschiede zwischen aphasischen und demenziellen Sprachstörungen werden in der folgenden tabellarischen Übersicht dargestellt.

Sprachstörung	
Demenz	Aphasie
neurodegenerative Erkrankung mit schleichendem Beginn	aphasiebedingendes Ereignis (z. B. Schlaganfall, Unfall u.a.) mit fokaler Läsion
diffuse Symptomatik	Ausbildung umschriebener Syndrome
Ausprägung kognitiver Defizite	geringere oder keine kognitiven Defizite
Progredienz ggf. mit Erholungsphasen	Remission oder Chronifizierung eines Syndroms
häufig zunehmende Auswirkung auf die intellektuellen Fähigkeiten	geringere Auswirkung auf die intellektuellen Fähigkeiten
weniger Therapiemöglichkeiten mit zeitlich befristeten Prognosen	viele Therapiemöglichkeiten mit tw. günstigen Prognosen

In der Fachliteratur zu demenziellen Störungen werden zwar unterschiedliche Syndrome beschrieben, aber eine spezifisch auf die Störungen der Sprache und des Sprechens bezogene, stringente Syndromlehre wie in der Aphasiologie zeichnet sich bei demenziellen Sprachstörungen erst in Ansätzen ab. In den folgenden Kurzdarstellungen werden die wichtigsten sprachlichen Symptome zusammengefasst. Zu den sprachlichen Symptomen kommen noch andere medizinische, neuropsychologische und Verhaltensauffälligkeiten hinzu. Im Krankheitsverlauf prägen sich die Defizite i.A. deutlicher aus. Es ist zu bedenken, dass diese Syndrome in der Fachliteratur z.T. noch kontrovers diskutiert werden. Z.B. wird von einigen Autoren die flüssige primär progressive Aphasie (PPA) der semantischen Demenz zugerechnet, und die nicht-flüssige progressive Aphasie (NFPA) als eigenständiger Typ gewertet; demgegenüber beschreiben andere Autoren die NFPA als Untertyp der PPA. Die logopenische progressive Aphasie (LPA) (Logopenie = Wortkargheit) wird in der Literatur überhaupt nur selten erwähnt. Von solchen Kontroversen abgesehen dürfte es in der Natur speziell dieser Störungsbilder liegen, dass eine Darstellung der Krankheitsbilder erst dann wirklich adäquat ist, wenn sie die verschiedenen Stadien der Erkrankung mit berücksichtigen. Dies ist jedoch ein Desiderat weiterer Untersuchungen.

❑ **SPRACHSTÖRUNG BEI SEMANTISCHER DEMENZ** Die semantische Demenz geht auf eine degenerative Erkrankung im Bereich des Frontotemporallappens zurück. Als sprachliche Symptomatik stellen sich vor allem Wortfindungsstörungen ein, eher und mehr im Bereich abstrakter als konkreter Wörter, semantische Paraphasien (abweichende Benennleistungen) bei flüssiger Spontansprache und mitunter vermehrter Sprechtätigkeit. Phonematische Paraphasien (lautliche Abweichungen) treten nicht auf; der Satzbau bleibt weitgehend ungestört. Störungen des auditiven Sprachverständnisses stellen sich im Verlauf ein sowie eine Oberflächendyslexie und Dysgraphie. Das Einzelwortverständnis ist signifikant schlechter als das Satzverständnis (Hodges & Patterson 2006). Die Prosodie ist ungestört. Begleitsymptomatisch werden u.a. Störungen des Gesichts- und Objekterkennens beschrieben. Das Störungsbild beginnt schleichend und ist progredient. Mit zunehmendem Schweregrad wird die Sprache der Betroffenen inhaltsleerer, der Wortschatz verkleinert sich bis auf wenige Stereotypien. Die Spontansprache bleibt flüssig. Im Spätstadium kann sich Mutismus einstellen. Therapieoptionen bestehen bei diesem Störungsbild in der Anfangsphase der Erkrankung (Brown & Hagoort 2001; Bryan & Maxim 2006; Poeck & Hacke 11.2001). Der Begriff der semantischen Demenz beschränkt sich nicht auf die sprachliche Symptomatik, sondern umfasst auch die auftretenden Wahrnehmungs- und Verhaltensstörungen. Dazu gehören Störungen des Gesichtserkennens von bekannten Personen (Prosopagnosie), Agnosie (Störung des Erkennens von Gegenständen), Verlust von Empathie, Gedächtnisstörungen u.a.m.

❑ **PRIMÄR PROGRESSIVE (PROGREDIENTE) APHASIE (PPA)** Die Bezeichnung geht zurück auf den amerikanischen Neurologen M. Mesulam, der sie 1982 in seiner Fallbeschreibung erstmals verwendete, nachdem der deutsche Neurologe Arnold Pick schon 1892 einen Fall mit diesem Störungsbild beschrieben hatte; sein Patient litt an einer Atrophie des Temporal- und Frontallappens. Die sprachlichen Störungen stehen bei PPA am Beginn der Erkrankung. Typisch ist, dass die Betroffenen in der Frühphase der Erkrankung keine oder kaum kognitive Einbußen haben. Die Spontansprache ist meist flüssig, kann aber auch unflüssig sein; die Sprachproduktion manchmal vermehrt. Als sprachliche Defizite stellen sich langsam, in einem mehrjährigen Verlauf Wortfindungs- und Benennstörungen ein; semantische Paraphasien und inhaltsleere Phrasen, Störungen des Satzbaus und Störungen des Einzelwortverständnisses sowie eine Dyslexie können später hinzukommen. Die Erkrankung verläuft insgesamt langsamer und milder als andere Demenzformen. Im Spätstadium kann sich ein Mutismus einstellen.

Die therapeutischen Möglichkeiten zur Linderung der sprachlichen Beschwerden, insbesondere der Wortfindungsstörung, sind besser als bei den anderen Demenzformen (Bryan & Maxim 2006: 97). Als Untertyp der PPA wird gelegentlich die logopenische progressive Aphasie (LPA) betrachtet: Kennzeichen sollen eine verminderte, stockende Sprachproduktion, Wortfindungsstörungen und eine erhaltene Grammatik sein. Ob es sich dabei um einen echten Untertyp oder um eine Symptomatik im Verlauf der Erkrankung handelt, ist derzeit jedoch umstritten. Hartje & Poeck (Hg.) 6.2006:152 stellen heraus, dass die PPA durchaus nicht mit einer einheitlichen Symptomatik verbunden ist: Die sprachliche Störung kann sich im Verlauf sowohl als flüssige als auch als unflüssige Sprachstörung entwickeln. In beiden Fällen allerdings bleibe die Nachsprechleistung besser erhalten. Lange et al. 2012 beschreiben einen Syndromwandel von einer flüssigen zu einer nicht-flüssigen PPA.

❑ **NICHT-FLÜSSIGE PROGRESSIVE (PROGREDIENTE) APHASIE (NFPA)** Diese Sprachstörung kann das alleinige oder Hauptsymptom der Erkrankung sein. Auffälligste Eigenschaft der NFPA ist die Störung der expressiven Sprache. Die Spontansprache ist unflüssig, und im Verlauf entwickeln sich Artikulationsstörungen mit Sprechanstrengung. Hodges & Patterson 1996 heben die phonologischen Störungen und die agrammatische Satzstruktur hervor. Das Nachsprechen ist beeinträchtigt. Die Betroffenen haben Wortfindungs- und Benennstörungen mit daraus resultierenden Störungen beim Satzbau bis hin zum Agrammatismus. Im späteren Stadium stellen sich Störungen sowohl beim Einzelwort- als auch beim Satzverständnis ein. Das Einzelwortverständnis ist jedoch signifikant besser als das Satzverständnis. Die NFPA wird auch als Untertyp der PPA betrachtet (s. z.B. Baumann et al. 2009).

❑ **SPRACHSTÖRUNG BEI ALZHEIMER-DEMENZ** Die Alzheimer-Demenz ist die am häufigsten auftretende Demenzerkrankung und auch die am besten erforschte. Dies gilt auch für die sprachlichen Ausfallserscheinungen. Bryan & Maxim 2006:79 geben einen umfassenden Überblick über die sprachliche Symptomatik im Krankheitsverlauf: im Anfangsstadium, im mittleren und im Spätstadium. Dieser Überblick wird hier - graphisch verändert - vollständig zitiert:

Early stage	Midstage	Late stage
Low-frequency word-finding impairment	Naming deficits on high-frequency items	Language initiation decreased or ceases
Circumlocution in conversation	Semantic paraphasias	Noun-use non-specific/non-existent
Word fluency impaired	Reference deficit in pronoun use	Phonemic paraphasias on repetition

Early stage	Midstage	Late stage
Composite picture description incomplete	Errors in complex sentence production	Stereotypical utterances
Poor repetition of low-frequency sentences (BDAE)*	Occasional phonemic paraphasias	Verbal perseverations
Utterance completion poor in conversation	Decrease in semantic cuing response	Echolalia possible
Auditory and written complex sentence comprehension impaired	Sentence reading aloud poor	No use of gesture
Single-word recognition maintained	Single regular word-reading aloud retained	
	Decreased use of gesture	
	Poor repetition of high frequency sentences	
	Single-word recognition impairment	
	Sentence comprehension impairments	

* BDAE = Boston Diagnostic Aphasia Examination

Diese Übersicht illustriert beispielhaft den zunehmenden Abbau der sprachlichen und kommunikativen Leistungen im Verlauf der Erkrankung: Imponieren anfänglich begrenzte Wortfindungsprobleme mit Umschreibungen als Kompensation, leichte Sprachverständnisstörungen und Störungen des Redeflusses mit Satzabbrüchen, so ist das Spätstadium von einem fast vollständigen Erliegen der Sprechtätigkeit gekennzeichnet:, die Sprechtätigkeit hat sich dramatisch reduziert auf Stereotypien, Perseverationen und Echolalien, sprachliche Initiativleistungen finden kaum noch statt; unterstützende Gesten als Kompensation werden nicht mehr eingesetzt. Anhand der Störungen in den aufgeführten Leistungen kann man auch ermessen, welche kommunikativen Schwierigkeiten im Verlauf der Erkrankung zu gewärtigen sind.

Schecker 2003 gibt unter Hinweis auf die Fachliteratur einen phasenbezogenen Überblick über die sprachliche Symptomatik bei Alzheimer-Demenz und „nichtfokalen, vaskulären Demenzen", die er aufgrund ihrer ähnlichen „funktionalen Auswirkungen" zusammenfasst. Er unterscheidet eine frühe, mittlere und schwere Form. Hier eine tabellarische Übersicht:

Alzheimer-Demenz und nicht-fokale, vaskuläre Demenz		
frühe Form	mittlere Form	schwere Form
Reduktionen der Sprachverarbeitung	sprachliche Fehlleistungen	Perseverationen
allg. Reduktion sprachlicher Ausdrucksmittel		Wiederholung von Fragen oder Antworten
Wortfindungsstörungen		Abbau morphosyntaktischer Komplexität
thematische Progression im Diskurs gestört		Mutismus
Interpretation von Metonymie und Metaphorik gestört		
Anfälligkeit für äußere Störreize		
Fehleinschätzung von Humor und Ironie	eher Aktiv- als Passiv oder Reflexivkonstruktionen	
	Ersatz von Hypotaxen durch Juxtaposition	

Auffälliges Merkmal bei Alzheimerpatienten sei auch, dass sie schlecht oder gar nicht „deblockierbar" seien (Schecker 2003:284); d.h. sie reagieren nicht positiv auf sprachliche Anbahnungshilfen, die bei aphasischen Patienten oft eingesetzt werden, wie z.B. semantische Hinweise.

❏ **SPRACHFÖRDERUNG BEI DEMENZIELLEN STÖRUNGEN** Dass eine Betätigung der kognitiven Leistungen im Sinne von Gedächtnisübungen, Denkspielen, Rätseln und künstlerischen Aktivitäten wie Malen und Musizieren einer Alzheimer-Erkrankung möglicherweise vorbeugen kann (im Zusammenwirken mit anderen günstigen Faktoren wie Ernährung und Bewegung usw.) ist mittlerweile belegt. Ebenso belegt ist, dass damit der Abbau geistiger Leistungen verlangsamt werden kann. Insofern ist es möglich und sinnvoll, den sprachlichen Leistungseinbußen und Ausfallserscheinungen, die sich bei demenziellen Störungen einstellen, mit Fördermaßnahmen und / oder Therapien entgegenzuwirken. Denn die sprachlichen Leistungen sind ein wesentlicher Bestandteil der menschlichen Kognition. Der *World Alzheimer Report 2011* hält fest, dass „early therapeutic interventions can be effective in improving cognitive function …. It is simply not true that there is "no point in early diagnosis" or that "nothing can be done"." Zwar ist nicht jede demenzielle Störung eine Demenz vom Alzheimer-Typ, aber dieser Nachweis ist ein wichtiger Fingerzeig auch für andere demenzielle Störungsbilder. Es ist leider bemerkenswert, dass die deutsche Demenz-Leitlinie aus dem Jahre 2009 zwar eine Reihe von „nicht-medikamentösen Therapien" auflistet, aber sprachfördernde Maßnahmen nicht erwähnt (s. *www.demenz-leitlinie.de*). Dies spricht dafür, dass dazu nur wenig konkrete Erfahrungen vorliegen.

Ein wesentliches Argument für Sprachförderungsmaßnahmen und / oder Sprachtherapie bei demenziellen Störungen besteht auch darin, die sprachlichen Leistungen möglichst lange zu erhalten bzw. ihrem langsamen Abbau entgegen zu wirken, um die Selbstständigkeit des Betroffenen zu erhalten bzw. zu fördern. Dies empfiehlt u.a. Böhme 2007:151: „Nach den Möglichkeiten einer individuellen indirekten Sprachtherapie, gegebenenfalls im Sinne eines kognitiven Trainings, sollte im frühen Entwicklungsstadium einer Demenz gesucht werden." Häufig unbeachtet bleibt, dass sich bei demenziellen Störungen vaskulärer Genese die prämorbiden sprachlichen Leistungen wiederherstellen oder zumindest verbessern lassen (Bryan & Maxim 2006:8, 94; Korpijaako-Huuhka & Klippi 2010:494). Nicht zuletzt liegt es im dringenden Interesse sowohl der Betroffenen als auch ihrem sozialen Umfeld alle Möglichkeiten auszuschöpfen, um ihre persönliche Integrität und soziale Integration so lange wir möglich zu erhalten und vorhandene Ausfälle zu lindern. Die folgende Tabelle gibt einen kleinen Überblick über die Störungsbilder und ihre möglichen Prognosen mit Literaturangaben - soweit Untersuchungen dazu belegt sind.

Störungsbild	Prognose der Sprachtherapie*
semantische Demenz	Verbesserung der Benennleistung möglich
Brown & Hagoort 2001; Poeck & Hacke 11.2001; Bryan & Maxim 2006:141f.; Jokel et al. 2006	
primär progressive Aphasie (PPA)	Erwerb von Kompensationsstrategien; Verbesserung der Benennleistung
Baumann et al. 2009	
nicht-flüssige progressive Aphasie (NFPA)	Verbesserung der Benennleistung
Jokel et al. 2009	
Alzheimer Demenz	vorbeugende Maßnahmen möglich; Verbesserung der Benennleistung und der Leseleistung
www.demenz-leitlinie.de/angehoerige/Vorbeugung.html	
*Für individuelle Prognosen ist eine fachlich adäquate Diagnostik sowohl der Sprachstörung als auch der Grunderkrankung und der kognitiven Störungen unerlässlich!	

Korczak et al. 2012 haben in ihrer Studie *Effektivität der ambulanten und stationären geriatrischen Rehabilitation bei Patienten mit der Nebendiagnose De-*

menz den positiven Effekt auch von ambulanten rehabilitativen Maßnahmen bestätigt: „Kognitiv leicht und moderat beeinträchtigte Patienten profitieren von Rehabilitationsmaßnahmen. Die Fortschritte zu kognitiv unbeeinträchtigten Patienten verlaufen langsamer, es werden geringere Steigerungsraten erreicht..." Die Verfasser kommen zu diesem positiven Ergebnis nach der Auswertung von 16 Studien zur geriatrischen Rehabilitation. Geistige Aktivität beim Älterwerden erhält und steigert die Hirnleistung und wird zur Senkung des Risikos, an einer demenziellen Störung zu erkranken, empfohlen, u.a. auch von der *Deutschen Alzheimer Gesellschaft e.V.*

Pulvermüller 2002 zeigt anhand seiner neuro-biologischen Forschungsergebnisse, dass sprachliche Aktivitäten auf Laut-, Wort- oder Satzebene mit typischen Erregungsmustern von Neuronenverbänden einhergehen. Er schreibt, dass „words are cortically represented and processed by distributed functional webs of neurons" (a.a.O:4). Als Beispiel ergänzt er, dass „processing of words with strong associations to action and that of words with strong visual associations appears to activate distinct sets of brain areas" (a.a.O.:5). Er geht so weit festzustellen, dass „there is a cell ensemble or functional web for each and every word" (a.a.O:74). Damit belegt er allgemein, dass geordnete sprachliche Aktivitäten die Hirnaktivität stimulieren.

Es liegt nahe, die Ergebnisse dieser Forschung auf die Durchführung von sprachlichen Therapie- und Fördermaßnahmen zu übertragen, weil dabei auch ein nach grammatischen oder semantischen Kriterien umschriebenes „Sprachmaterial", das aus Wörtern oder Sätzen besteht, aktiviert wird. Schecker 2003:289f. weist darauf hin, dass die lange „Vorlaufzeit" bei demenziellen Störungen die Ausbildung von sprachlichem Ausweichverhalten im Sinne einer „Reduktion der sprachlichen Ausdrucksmittel" begünstigen kann. Er warnt hier vor einem „Teufelskreis der Adaptation", weil die Betroffenen, ohne es zu wollen oder zu bemerken, möglicherweise „zu ihrem Sprachabbau selber beitragen". All dies spricht dafür, dass frühzeitige Förderübungen helfen können, sprachliches Ausweich- oder Vermeidungsverhalten festzustellen und zu verringern.
Zusammenfassend muss man darauf hinweisen, dass es noch detaillierter Untersuchungen in allen Stadien der Erkrankung bedarf, welche Sprachfördermaßnahmen bei welcher demenzbedingten Sprachstörung erfolgversprechend im Sinne einer Linderung oder einer Verlangsamung der Beschwerden sind. Die gleiche Unsicherheit gilt auch für sprachtherapeutische Behandlungen: Die brisante Frage der Wirksamkeit von Sprachtherapie bei Demenzen ist zweifellos nicht von der Wirksamkeit der medizinischen Behandlung der Grunderkrankung und der anderen nicht-medikamentösen Behandlungen zu trennen, insbesondere nicht in einem fortgeschritteneren Stadium der Erkrankung. Als nachgewiesen betrachten kann man wohl, dass eine Verbindung besteht, zwischen vermehrter

geistiger Aktivität und Betätigung im Alter und dem Fehlen einer demenziellen Erkrankung. Cave: Ob das eine Ursache für das andere ist, ist allerdings damit nicht ausgesagt (Vasireddi et al. 2012).

Von diesen fachlichen Aspekten abgesehen ist es im Übrigen sozial unakzeptabel, therapeutische oder Fördermaßnahmen zu unterlassen oder gar zu verweigern, unter Hinweis auf die mögliche Progredienz einer Erkrankung, denn damit würde ein Betroffener von der Teilhabe an den für ihn wichtigen Lebensbereichen - soweit dies krankheitsbedingt möglich ist - ausgeschlossen.

Die Unterschiede zwischen Symptomatik und Verlauf von aphasischen und demenziellen Sprachstörungen bedingen auch tendenzielle Unterschiede in den Inhalten und Schwerpunkten von Therapie- und Förderübungen. Die unten stehende Tabelle zeigt die Schwerpunkte von Förderübungen bei demenziellen Störungen:

Förderübungen und Förderschwerpunkte bei demenziellen Störungen
Schwerpunkt I: Sprachliches Erfassen von Gegenständen und Sachverhalten und semantische Differenzierung
Schwerpunkt II: Sprachliche Aktivierung und Orientierung
Am Erkrankungsverlauf orientierte Fördermaßnahmen
Stärkere Integration von Sprachwissen, Weltwissen und Handlungswissen
Ergänzende funktionelle Kommunikationstherapie
Berücksichtigung individueller Kommunikationsaktivitäten im persönlichen Umfeld als Teilhabeziel

Die wesentliche Zielsetzung sprachlicher Förderung bei demenziellen Störungen besteht darin, anhand der Items aus den Förderübungen die eigene Perspektive auf das vorhandene Sprachwissen zu erweitern, und eine Generalisierung über den beübten sprachlichen Sachverhalt zu fazilitieren (= erleichtern). D.h. es geht nicht etwa darum, sprachlich-grammatische Sachverhalte „schulmäßig" zu erklären und wiederholen zu lassen. Die Förderübungen orientieren sich hinsichtlich ihres Schweregrades und hinsichtlich der Modalitätenauswahl an den Störungsbildern und ihren symptomatischen Veränderungen und Veränderungsmöglichkeiten.

❑ **KOMMUNIKATIONS- UND GESPRÄCHSMANAGEMENT** Störungen der Sprache bedingen Störungen der sprachlichen Kommunikation; insofern sind Kommunikationsstörungen Bestandteil jeder demenziellen Erkrankung. Kommunikation wird in allen gängigen Kommunikationsmodellen als Übertragung einer Mitteilung von einem Sender an einen Empfänger betrachtet; das Medium der Übertragung ist in jedem Fall ein Zeichensystem, hier die menschliche Sprache. Der bekannte Linguist Harald Weinrich hat betont, dass „im Kommunikationsmodell die Sprechsituation abgebildet ist" (Weinrich 1964:58). Ein vereinfachtes Kommunikationsmodell - bezogen auf sprachliche Kommunikationen zwischen zwei Personen - sieht so aus:

Sprecher (= Sender) → **Signal** (= Sprache) → **Hörer** (= Empfänger)
↑
Störung

In diesem Modell ist der Aspekt der „Signalstörung" hervorgehoben. Störungen zeigen sich in der Kommunikation mit einer an einer demenziellen Störung leidenden Person, deren Sprachproduktion erkennbare Defizite aufweist, auf verschiedenen Ebenen: auf der symptomatischen und auf der kommunikativen Ebene. Störungen der Kommunikation müssen unterschieden werden von den Störungen, wie sie sich in den oben genannten Leitsymptomen darstellen. Eine phonematische Paraphasie, wie z.B. *Trische* statt *Tisch*, ist eine grammatisch-technische Störung in den Verarbeitungsroutinen entweder der lexikalischen oder der phonologischen Repräsentation des Wortes. Dies wiederum kann eine Störung der Kommunikation bedingen, wenn ein Gesprächspartner dieses abweichende, im Deutschen nicht vorkommende Wort nicht versteht: *Trische* ist kein Wortzeichen. Gleichwohl könnte ein sprachgesunder Gesprächspartner dieses phonematisch abweichende Wort aus dem Zusammenhang der Äußerung heraus richtig als *Tisch* interpretieren; d.h. er hört *Trische*, identifiziert dies als Nicht-Wort und korrigiert es aber aufgrund der Kontextinformationen, die er aus der Rede seines Gesprächspartners entnimmt, als *Tisch*. Somit ist trotz des abweichenden Wortes keine erkennbare Störung der Kommunikation entstanden: *Tisch* wird gemeint, *Trische* wird gesagt, und *Tisch* wird verstanden. Kommunikation kann also als ein „fehlerfreundlicher" Prozess des Meinens und des Verstehens (Faßler 1997) trotz Störungen der Sprache funktionieren.

Unabdingbarer Bestandteil sprachlicher Kommunikation ist ein geordneter Ablauf, dessen (weitgehendes) Befolgen mit zur kommunikativen Kompetenz gehört; in erster Linie die Einhaltung der Dualität von Anrede und Erwiderung, d.h. der ständige Wechsel der Rollen von Sprecher und Hörer. Dazu gehört, dass der eine dem anderen zuhört; dass man (tendenziell) nicht gleichzeitig spricht, insbesondere, wenn der Gesprächspartner dem nicht gewachsen ist; dass auf einen bestimmten Sprechakt ein bestimmter anderer Sprechakt erwartet wird, z.B. auf eine Frage eine Antwort; dass signalisiert wird, ob man seinen Gesprächspartner inhaltlich und akustisch versteht oder nicht versteht. Zu Störungen kommt es, wenn die mit dieser Dualität verbundenen Regeln nicht beachtet werden. Bei demenziellen Störungen, insbesondere in einem späteren Stadium der Erkrankung, kann es krankheitsbedingt zu gelegentlicher Verweigerung der Kooperation kommen, z.B. aufgrund von Konzentrations- und Aufmerksamkeitsstörungen, aber auch von Missverständnissen oder Vertrauensproblemen; in Betracht zu ziehen ist aber auch eine allgemeine Minderung der vorgenannten kommunikativen Kompetenzen. Ein wesentlicher Aspekt in der Kommunikation mit Personen mit demenziellen Störungen ist die Art und Weise der Gesprächsführung. Dabei spielt einerseits die persönliche Beziehung der Gesprächspartner untereinander eine Rolle, z.B. im alltäglichen Gespräch, andererseits der Sachbezug, z.B. in einer Übungssituation, die hier im Mittelpunkt der Überlegungen steht. Selbstverständlich ist es nicht möglich, allgemein gültige Verhaltensregeln für die Gesprächsführung zu geben, weil diese immer von den individuellen Voraussetzungen und vorhandenen Defiziten abhängig zu machen sind. Die folgenden Punkte sind deshalb als Anregungen zu verstehen; sie sollen anregen, über das eigene Verhalten im Gespräch nachzudenken, denn die Kommunikation soll ja trotz der Beeinträchtigungen in der sprachlichen Leistung möglichst gelingen - soweit dies krankheitsbedingt zu erreichen ist, selbst wenn dies im Einzelfall auf Kosten einer richtigen Lösung gehen mag! Man muss bedenken, dass jeder Mensch - übrigens völlig unabhängig von Störungen der sprachlichen Leistung - stets eine individuelle Interpretation des Gesagten vornimmt, die nicht zwangsläufig mit dem Gemeinten übereinstimmt: Zwischen dem, was ein Sprecher sagt und meint, und dem was ein Hörer versteht und interpretiert, besteht durchaus nicht immer Deckungsgleichheit (Hörmann 1978).

❑ **STABILITÄT UND INSTABILITÄT DER SPRACHLICHEN LEISTUNG** Ein häufiges Merkmal demenziell Erkrankter ist die Instabilität der sprachlichen Leistung. Sie kann im Tagesverlauf schwanken oder auch in Abhängigkeit von Situationen: Ramanathan 1997:2 berichtet von seinen Untersuchungen, dass "… the language of AD (AD = Alzheimer Disease; B.S.) patients seemed more coherent in certain circumstances - with certain people, in certain settings, at certain times - than in others." Derlei situative Leistungsunterschiede oder -instabilitäten kann man auch bei Aphasikern beobachten. Man kann sich dieses Phänomen in einer "Leistungsmatrix" vergegenwärtigen, die konkrete, situativ verankerte Sprechhandlungen enthält; dies kann man sich beispielhaft so vorstellen:

Kontext - Situation	+*	-*
Gespräch bei Tisch		X
Grußverhalten	X	
Erzählen einer Begebenheit		X
Bestellung in Cafeteria	X	
Gespräch mit Ehepartner	X	
Beschwerde bei Stationsschwester	X	
usw.	...	...
* + = bessere Leistung; - = schlechtere Leistung		

❏ **UNTERSTÜTZENDE GESPRÄCHSFÜHRUNG** Eine wichtige Frage besteht darin, mit welchen konkreten Mitteln man im Gespräch mit demenziell Erkrankten praktische Hilfestellungen anbieten kann. Schmitt 1997 beschäftigt sich mit der Frage konkreter Unterstützungsmaßnahmen im Gespräch, die im Kontext spezieller Fördermaßnahmen Sinn machen. Er hebt diesen Grundsatz hervor: „Mit Unterstützungen bieten Sprecher für andere Beteiligte Darstellungsgelegenheiten und versuchen Wirkungsmöglichkeiten für fremde Aussagen, Inhalte und Positionen zu schaffen" (Schmitt 1997:54). Charakteristischerweise liegt allen diesen Verfahren ein grundsätzliches Prinzip der Kooperativität zugrunde. Er führt mehrere Typen „unterstützender Verfahren" an, die hier ausführlich referiert werden (Schmitt 1997:72-76).

1. „Zu Gunsten eines Betroffenen verzichten": Im Umgang mit Personen mit demenziellen Störungen geht es einem Helfer natürlich nicht darum, sich selbst gesprächsweise in den Mittelpunkt zu stellen, sondern das Gespräch als Weg zu benutzen, dem Übungspartner Gelegenheit zu bieten, seine Gedanken zu äußern. Die Unterstützung erfolgt konkret durch „aktives Rückmeldeverhalten", aufmerksames Verfolgen des Gesprächsverlaufs, Verzicht auf „Eingriff in die Gestaltung der Partneräußerung" und Fehlen einer „Beschleunigungsabsicht" was den Gesprächsverlauf betrifft.

2. „Anspornen und den Weg weisen": Mit diesem Verfahren soll der Übungspartner ermutigt werden, in Phasen persönlicher Ausdrucksunsicherheit oder bei der Produktion verständnisbehindernder sprachlicher Abweichungen seine Gedanken mit neuen, geänderten Formulierungen Ausdruck zu verleihen. Dies kann insbesondere mit einer Kurzzusammenfassung des unmittelbar vorher Gesagten, durch unterstützendes Fragen oder versuchsweises Umformulieren erreicht werden. Äußerungen von Ungeduld oder gar Zurechtweisungen sind selbstverständlich kontraproduktiv.

3. „Manifestes Berücksichtigen und Bedeutungsauslegung": Diese Verfahren beziehen sich einerseits auf die Gewichtung von Äußerungen und Meinungen des Übungspartners, die durch den Redebeitrag des Helfers erhöht oder verringert werden. Sie beziehen sich andererseits auf das Würdigen und Kommentieren dessen, was bereits gesagt worden ist, eventuell auch von dritter Seite. Beides dient anhand von Wiederholungen und Umformulierungen der Verständnissicherung.

4. „Fremde Relevanzen präsent halten": Dabei geht es darum, an bereits besprochene Sachverhalte und Themen anzuknüpfen, sie wiederaufzunehmen und in die Erinnerung zu rufen, soweit sie für die Regelung einer Angelegenheit wichtig sind. Dies kann natürlich auch Themen und Ereignisse betreffen, die über das Zwiegespräch zwischen Übungspartner und Helfer hinausgehen, die von Dritten angeschnitten worden sind, z.B. von anderen Angehörigen, von Pflegepersonal, von Nachbarn usw.

5. „Die Bedeutung fremder Beiträge auslegen": Dieses Verfahren hängt eng mit dem vorhergehenden, unter 4. genannten, zusammen. Es kann nötig werden, Sprachäußerungen von Dritten, die „nicht verständlich, missverständlich oder mehrdeutig sind" unterstützend zu erklären. Dies betrifft allgemein komplexe mündliche und schriftliche sprachliche Beiträge, mit denen der Übungspartner Schwierigkeiten haben kann, z.B. empfangene Briefe, Schreiben von Institutionen, Erläuterungen von Förderübungen o.ä.

❑ **FRAGETYPEN** Bei der Durchführung der Förderübungen sind häufig Fragen zu stellen, mit denen die Aufmerksamkeit des Übungspartners lösungsorientiert fokussiert werden kann. Mit geschickt gestellten Fragen kann der Helfer dem Übungspartner in schwierigen Fällen den Weg zur Lösung erleichtern. Entscheidendes Merkmal von Fragen im Kontext der Förderübungen ist, dass sie nicht auf Abfragen von Wissen abzielen (und auch nicht abzielen sollen!), sondern dass sie mithelfen, die Suche nach einer Lösung der gestellten Aufgabe in unaufdringlicher Weise zu steuern. Man kann unter anderem die folgenden Fragetypen unterscheiden (tw. nach Zifonun et al. 1997:103ff):

Entscheidungsfragen, auch Ja-Nein-Fragen genannt, fordern vom Übungspartner die Bejahung oder Verneinung eines ganzen Sachverhalts.

(3) *Fehlt in diesem Wort ein Buchstabe?*
    Haben Sie die Erläuterungen verstanden?

Mit Alternativfragen, auch Oder-Fragen genannt, wird dem Übungspartner die Möglichkeit eingeräumt, sich zwischen mehreren angebotenen Alternativen zu entscheiden; üblicherweise trifft nur eine der gebotenen Möglichkeiten zu.

(4) *Trägt die Frau ein Kleid oder einen Rock?*

Ergänzungsfragen, auch W-Fragen genannt, zielen auf einen bestimmten Aspekt eines Sachverhaltes; z.B. wird nach einem Ort, nach einem Zeitpunkt, nach einer Person oder einem Sachverhalt gefragt. Eingeleitet werden Ergänzungsfragen mit einem Fragewort, das mit W beginnt (wer, wo, wann usw.), deshalb auch W-Fragen genannt.

(5) *Welches Wort passt nicht in diese Reihe?*
   Wer serviert Speisen und Getränke im Restaurant?
   Womit macht man Feuer?

Auf Ergänzungsfragen erwartet man üblicherweise eine konkrete und eher kurz gefasste Antwort. Zu bedenken ist, dass mit dieser Art der pointierten Fragestellung die Antwortmöglichkeiten semantisch eingeengt werden: Auf eine mit *wann* eingeleitete Frage, kann als Antwort keine Ortsangabe folgen.

Nachfragen und Rückfragen sind in einen Gesprächsverlauf eingebettet und beziehen sich auf einen Gegenstand oder einen Sachverhalt, der bereits erwähnt worden ist. Sie können einerseits der Vergewisserung bei Unsicherheiten oder der Verständnissicherung dienen; andererseits kann man die tw. laut geäußerten Überlegungen des Übungspartners fokussieren.

(6) Ü *„Dieses Bild passt nicht dazu".*
   H *„Sind Sie da sicher?"*

Mit einer Suggestivfrage versucht man die Antwort des Übungspartners von vorneherein in eine bestimmte, vom Helfer gewünschte Richtung zu lenken.

(7) *Finden Sie nicht auch, dass in diesem Satz ein Wort fehlt?*
   Der Satz S1 klingt doch wohl besser als der Satz S2, oder?

Kettenfragen oder -aufgaben sind bei der Bearbeitung der Förderübungen in jedem Fall zu vermeiden, weil sie den Übungspartner mit ihren Ansprüchen an die Gedächtnis- und Konzentrationsleistung überfordern.

(8) ****Können Sie die folgende Wortreihe vorlesen, das nicht dazu gehörige*
   Wort heraussuchen und es durch ein passendes Wort ersetzen?

Begründungsfragen mit *wieso, weshalb, warum* lassen sich häufig nicht kurz beantworten, sondern erfordern sowohl längere Überlegungen als auch ausführlichere sprachliche Darstellungen; dabei müssen eventuell komplexe Sachverhalte versprachlicht werden. Insofern ist zu bedenken, dass man mit diesem Fragetyp höhere Anforderungen an den Übungspartner stellt. Bei der Bearbeitung der Förderübungen sollte dieser Fragetyp meist vermieden werden.

❑ **GLIEDERUNGSSIGNALE IM GESPRÄCH** Als Orientierungshilfe im Rahmen des Übungsgesprächs erleichtern es Gliederungssignale dem Übungspartner, sich in einem komplexen Gesprächsablauf zurecht zu finden. Es gibt eine größere Zahl von Gliederungssignalen, von denen hier nur einige wichtige aufgelistet werden; die Verwendung von Partikeln oder prosodischen Signalen wird hier aus praktischen Erwägungen nicht berücksichtigt (s. dazu bei Bedarf Henne & Rehbock 2.1982:26; Zifonun et al. 1997:360-408).

Den Übungspartner mit Namen anreden: Dies signalisiert persönliche Ansprache und Zuwendung und hebt die Aufmerksamkeit des Angesprochenen. Welcher Name benutzt wird, ob Vor- oder Nachname, hängt natürlich von der Beziehung zwischen Helfer und Übungspartner ab. Die direkte Anrede mit dem vollen Namen als einfacher Vokativ oder verbunden mit einer Aufforderung kann auch zur Herstellung und Festigung der Aufmerksamkeit eingesetzt werden: *Herr od. Frau X, lesen Sie bitte das nächste Beispiel vor!* o.ä.
Gesprächsbeiträge („turn") kenntlich machen: Hin und wieder sollten Beginn und Ende eines Gesprächsbeitrags kenntlich gemacht werden. Dazu eignen sich Redewendungen wie z.B. *Ich möchte dazu sagen, dass …; Das wollte ich dazu gesagt haben!; Soviel dazu!; Ja, also …; Ich will mal so sagen ...* usw.
Situative Änderungen ankündigen: Solche Änderungen können mit diversen Redewendungen signalisiert werden, wie z.B. *So, jetzt machen wir …; Gehen wir nun zum nächsten Beispiel!, Fahren wir mit ... fort! Damit sind wir jetzt fertig!* usw.
Rückmeldungen geben über Gesprächsbeiträge des Übungspartners: Rückmeldung über Blickkontakt, Kopfnicken, Bestätigungspartikel wie *Hm* oder *Ja* usw. oder durch zusammenfassende Wendungen wie *Ich verstehe Sie so, dass …, Du meinst also, dass …, Soll ich das als Frage verstehen?, Möchtest du noch etwas sagen?* usw.
Konkrete Aufforderungen geben: Aufforderungen sollten stets konkret sein, also nicht etwa allgemein wie *Weiter geht's* o.ä., sondern *Bitte schau dir das nächste Beispiel an!* (mit unterstützender Zeigegeste!) oder *Schlagen Sie mal um zur nächsten Seite!* usw.

❑ **SPRACHVERSTÄNDNIS UND VERSTÄNDLICHKEIT** Im Laufe eines Gespräches signalisieren sich Helfer und Übungspartner auf verschiedene Weisen, dass sie einander zuhören und verstehen, was gesagt wird. Dies geschieht durch Blickkontakt, mimischen Ausdruck, eine zugewandte Körperhaltung, Lidschluss,

Kopfnicken, bestätigende Handbewegungen oder Lautäußerungen, z.B. *„hm"*, *„ja"* usw. Aus solchen Signalen eines Gegenübers folgert ein Sprecher nicht nur, dass ihm aktiv zugehört wird, sondern auch, dass er verstanden wird, und zwar hinsichtlich der Inhalte, um die es ihm geht. Die Erfahrung lehrt, dass diese Schlussfolgerung nicht immer zutrifft; dies gilt allerdings völlig unabhängig von einer Störung der sprachlichen Leistungen. Im Gespräch mit einer Person, die unter sprachlichen Störungen leidet, kann es mitunter wichtig sein, Verstehen zu signalisieren, auch dann wenn dies *de facto* nicht gegeben ist; Ziel dieser Vorgehensweise ist es, eine bestehende kommunikative Verbindung nicht störend zu unterbrechen oder gar abreißen zu lassen.

Als Leistungen unterscheidet man üblicherweise das auditive Sprachverständnis und das Lesesinnverständnis (Poeck et al. 2.1989:100). Beides wird in der Diagnostik von Sprachstörungen untersucht und in der Therapie mit praktischen Übungen behandelt. Mit dem Begriff *auditives Sprachverständnis* bezieht man sich auf das Verstehen der gesprochenen Sprache, mit dem Begriff *Lesesinnverständnis* auf das Verstehen gelesener Sprache. Man kann häufig beobachten, dass sich sprachgestörte Personen dabei einer sogenannten „Schlüsselwortstrategie" bedienen, d.h. sie verstehen hauptsächlich die sinntragenden Wörter eines Satzes, wie Hauptwörter, Tätigkeitswörter und Eigenschaftswörter, aber in geringerem Maße die sogenannten Funktionswörter oder „kleinen" Wörter. Diese „Strategie" kann zu erheblichen Missverständnissen und zu völligen Fehlinterpretationen führen. Dazu ein Beispiel aus dem Untertest *Lesesinnverständnis* des *Aachener Aphasie Tests* (Huber et al. 1983):

(9) Der Satz: *Er kommt bestimmt ins Kittchen* wird mitunter so verstanden, als ob *Er* bereits *im Kittchen* wäre; das überinterpretierte Schlüsselwort in diesem Fall ist *Kittchen*. Aus der präsentischen Verbform *kommt* und der Abtönungspartikel *bestimmt* ergibt sich jedoch, dass dies (zumindest noch) nicht der Fall ist.

Einen weiteren, wesentlichen Aspekt beim Sprachverständnis, der öfters ignoriert wird, hat der Bielefelder Soziologe Niklas Luhmann hervorgehoben, nämlich: „das Verstehen verstehen": „Wenn auf eine kommunikative Handlung eine weitere folgt, wird jeweils mitgeprüft, ob die vorausgehende Kommunikation verstanden worden ist. Wie immer überraschend die Anschlußkommunikation ausfällt, sie wird auch benutzt, um zu zeigen und zu beobachten, daß sie auf einem Verstehen der vorausgehenden Kommunikation beruht" (Luhmann 1987:198). Dies bedeutet, dass die Kommunikationsteilnehmer im Gespräch anhand der Signale, die oben aufgeführt sind, nämlich Blickkontakt, eine zugewandte Körperhaltung, Lidschluss, Kopfnicken, bestätigende Handbewegungen oder Lautäußerungen, z.B. *„hm"*, *„ja"* usw., die Aufmerksamkeit und das Verstehen ihres Gegenübers prüfen. Jedem dürfte bewusst sein, dass die Kommunikationsteilnehmer im Allgemeinen davon ausgehen, verstanden zu werden, es

sei denn, anders interpretierbare Signale sind erkennbar; dazu gehören mangelnder Blickkontakt (nur im westlichen Kulturkreis!), Abwendung des Kopfes, mimischer Ausdruck wie Stirnrunzeln, Nachfragen und Rückfragen usw. In der Arbeit mit sprachgestörten Personen (ungeachtet ihrer Grunderkrankung) kommt es vor, dass sowohl auf Seiten des Sprachgestörten als auch auf Seiten des Helfers davon abgewichen wird, und zwar aus unterschiedlichen Gründen und Motiven: 1. Der Sprachgestörte signalisiert zwar Verstehen, hat aber in Wirklichkeit Verständnisstörungen und versteht seinen Gesprächspartner nicht oder nur teilweise, möchte dies aber nicht zeigen. 2. Der Helfer des Sprachgestörten (Angehöriger, Therapeut, Übungspartner o.ä.) signalisiert zwar Verstehen, versteht ihn aber in Wirklichkeit nicht oder nur teilweise. Im letzteren Fall geht es darum, den Kommunikationsverlauf nicht zu stören oder zu unterbrechen; der Sprachgestörte soll aus therapeutischen Gründen nur in bestimmten Situationen mit seiner Symptomatik und ihren Auswirkungen konfrontiert werden. 3. Der Sprachgestörte signalisiert weder Verstehen noch Unverständnis.
Ein Fundamentalproblem von Personen mit Sprachverständnisstörungen ist die Leistungseinbuße bei der Verstehenskontrolle der eigenen Sprache. Dies lässt sich - aus naheliegenden Gründen - nur in höchst eingeschränktem Maß untersuchen. Inwieweit in einem solchen Fall die innere Sprache und die eigene Sprachproduktion verstanden wird, ist kaum zu ermessen. Erschwerend kann hinzu kommen, dass auch die Versprachlichung von Verständnissicherungsstrategien, nämlich insbesondere Rückfragen und Nachfragen beim Helfer, nicht oder nur defektiv realisierbar ist, und infolgedessen oft nicht gelingt oder gar nicht erst versucht wird.

Eine verständliche Ausdrucksweise ist von entscheidender Bedeutung für das Gelingen sprachlicher Kommunikation. Dies gilt umso mehr, wenn man einer Person helfen möchte, die sprachlich beeinträchtigt ist. Erläuterungen zur Durchführung der Förderübungen sollten deshalb dem Leistungsniveau des Übungspartners angepasst sein. Eine Übung kann nicht gelingen, wenn schon die Aufgabenstellung nicht verstanden wird. Folgende Punkte sind beachtenswert:

● Keine Fachwörter benutzen, die der Übungspartner nicht kennt oder prämorbid möglicherweise nicht gekannt hat.

● Bereit sein, Dinge mehrmals zu sagen und sie ggf. umzuformulieren, d.h. Gleiches mit anderen Worten zu sagen: sei es bei Erläuterungen über die Durchführung einer Aufgabe, sei es bei Anweisungen. Betroffene leiden häufig unter einer Leistungsminderung ihres Kurzzeitgedächtnisses, angemessene Wiederholungen tragen deshalb zur Vermeidung von Störungen des Übungsablaufs bei.

● Bei Bedarf Wiederholen oder mehrfaches, weiterführendes Bestätigen einer Lösung zur Vergewisserung Ihres Übungspartners.

● Stockungen, Unsicherheiten, emotional kritische Situationen in kooperativer Weise angehen; ja, selbst bei Situationen, die an ein Scheitern der Kommunikation denken lassen, versuchen, den Gesprächsfaden aufrecht zu erhalten.
● Wechsel des Themas oder den Übergang zu einer neuen Aufgabe verbal ankündigen und deutlich machen, um Missverständnisse zu vermeiden. Wenn dies zusätzlich als Frage formuliert wird, wird der Übungspartner direkt in die Entscheidung miteinbezogen.

(10) „Beginnen wir jetzt mit dem nächsten Beispiel!"
„Sollen wir jetzt mit der nächsten Aufgabe weiter machen?"

● Merkmale des aktiven Zuhörens sind oben schon genannt worden: Blickkontakt, eine zugewandte Körperhaltung, Lidschluss, Kopfnicken, bestätigende Handbewegungen oder Lautäußerungen, z.B. „*hm*", „*ja*" usw. Dazu gehört natürlich auch die aktive Beteiligung am Gespräch. Im Falle der Übungssituation geht es auch darum, im Gespräch eine leitende Rolle zu übernehmen und zu behalten - allerdings nur soweit es die Förderübung als solche und ihren Nutzen betrifft. Dessen ungeachtet sollte der Übungspartner wenn möglich die größeren Redeanteile haben. „Leiten" soll in diesem Fall nicht heißen „das große Wort führen", sondern ist im Sinne von „anleiten" zu verstehen: dafür zu sorgen, dass das Thema, nämlich eine bestimmte Förderübung zu bearbeiten, aufrechterhalten wird.

● Die Dualität von Anrede und Erwiderung sollte möglichst aufrecht erhalten werden. Damit ist gemeint, dass der eine Teilnehmer spricht, während der andere Teilnehmer zuhört, weil dies als durchsichtige Gliederung des Gesprächsablaufs auch die Aufmerksamkeits- und Konzentrationsleistung des Übungspartners entlastet.
● Korrigierendes Wiederholen: „Reparaturverhalten" in dem Sinne, den Übungspartner im Gespräch direkt auf einen Fehler, z.B. in der Wortwahl, hinzuweisen und zu korrigieren, kann nicht empfohlen werden. Man läuft Gefahr, als „Besserwisser" oder „Oberlehrer" betrachtet zu werden. Besser ist es, die fehlerhafte oder ausgelassene Einheit gelegentlich korrigiert zu wiederholen oder sprachlich sinngemäß anzupassen – jedoch nicht in jedem Einzelfall.

(11) a. Ü: Mein **Bruder** kommt heute am Nachmittag. (Ü hat keinen Bruder)
H: Um wieviel Uhr kommt **sie** denn? (sie = Ehefrau)
Ü: Gegen vier.
H: Besucht **Ihre Frau** Sie jeden Tag?
Ü: Jeden Tag!

b. Ü: Ich muss morgen ... **da oben**. (fährt sich mit einer Hand durch die Haare)
H: Sie müssen zum **Friseur**?
Ü: Ja.

● Dass ausschweifende Erläuterungen und eigene Abschweifungen in der Übungssituation vermieden werden sollten, bedarf keiner weiteren Erläuterung. Von Fall zu Fall sollten jedoch Gesprächsangebote des Übungspartners, die z.B. assoziativ an ein Item aus der aktuellen Förderübung anknüpfen, aufgegriffen werden, um die kommunikative Verbindung zu stärken (Thema: „Dies erinnert mich an ..."; „Da fällt mir ein ...") Konsequentes Abweisen solcher Gesprächsangebote ist nicht immer förderlich.

Eine genaue Beobachtung des Übungspartners ist wichtig; die Beobachtung seiner Wortwahl und seiner sprachlichen Angewohnheiten wie sie sich z.B. in Standardsituationen des Alltags oder bei Standardredewendungen zeigen (beim Grußverhalten oder in der Alltagskonversation). Das Gespräch mit dem Übungspartner im Rahmen der Förderübungen sollte keinesfalls belehrend, wohl aber motivierend und ermunternd sein.

● Tendenziell wird unmittelbar Wahrgenommenes leichter versprachlicht als bildlich Dargestelltes; dies wiederum wird leichter versprachlicht als Vorgestelltes.

● Häufig vorkommende Wörter werden besser verstanden als selten vorkommende Wörter.

● Kurze und knappe Äußerungen sind nicht in jedem Fall günstig und werden inhaltlich oft schlechter verstanden als ausführlichere Äußerungen (knapp = wenig Worte). Eine Eigenschaft knapper Äußerungen ist, dass der Übungspartner weniger „Material" zur Verfügung hat, das er als Hilfe für seine Verständnisleistung interpretieren kann. Bei einer Äußerung wie
(12) *Essen kommen*

werden die beiden Wörter und ihre Funktion entweder verstanden oder nicht; bei einer Äußerung wie

(13) *Herr/Frau X, es ist Mittag, kommen Sie jetzt zu Tisch, es gibt gleich Essen*
sind die sprachlichen Interpretationsmöglichkeiten für den Übungspartner ungleich größer. Aber Vorsicht ist angeraten: denn die Vielzahl dieser Möglichkeiten kann im Einzelfall auch das Verständnis erschweren. D.h. man sollte immer anhand der eigenen Erfahrungen mit der betreffenden Person abwägen, welche

Kommunikationsstrategie die günstigere ist: sie eher mit wenig Worten anzusprechen oder mit mehr Worten.

● Die Verwendung konkreter Formulierungen ist immer besser als die Verwendung abstrakter Formulierungen oder Formulierungen mit übertragener Bedeutung.

(14) *Möchtest Du ein Glas Wein trinken* ist besser als *Sollen wir uns einen guten Tropfen genehmigen* ist besser als *Sollen wir uns die Nase begießen*.

● Der Bezug auf bekannte Sachverhalte, bekannte Personen und auf konkrete Gegenstände erleichtert das Verständnis; der Bezug auf Unbekanntes, Neues und fremde Personen kann das Verständnis erschweren und nähere Ausführungen und Wiederholungen nötig machen.

❏ **KOMMUNIKATIVE DEFIZITE BEI DEMENZIELLEN STÖRUNGEN** Korpijaako-Huuhka & Klippi 2010:481-505 geben einen Überblick über die möglichen kommunikativen Schwierigkeiten, die bei demenziellen Störungen und in ihrem Verlauf belegt sind. Selbstverständlich sind damit keine individuellen Aussagen möglich, denn alle Betroffenen unterscheiden sich hinsichtlich ihres individuellen Störungsbildes.

Kommunikative Schwierigkeiten
Art und Schweregrad der Kommunikationsstörungen können variieren.
Störungen des Wortwissens.
Unmotivierte Themenwechsel im Gespräch.
Verminderung der Themen, die zum Gegenstand einer Konversation werden.
Störungen des Verstehens gesprochener Sprache.
Veränderungen im Dialogverhalten beim Sprecherwechsel.
Weitschweifigkeiten in der sprachlichen Darstellung und unklare Referenz.
Verlust des Gesprächsfadens.
Geschwindigkeit der sprachlichen Verarbeitung verlangsamt.

❏ **EINSATZ DER FÖRDERÜBUNGEN IN DER GRUPPE** Dass gemeinsame Aktivitäten in einer Gruppe der Kommunikation grundsätzlich förderlich sein können, bedarf keiner weiteren Ausführungen; dies gilt auch bei Personen mit demenziellen Störungen. Betroffene mit ähnlichen sprachlichen Problemen in einer Gruppe zusammen zu fassen, kann positive Auswirkungen haben - bei geeigneter Führung des Gruppengesprächs (s. u.a. die Abschnitte zur Gesprächsführung Sn. 00 - 00). Im Zusammenhang mit den vorliegenden Übungen aber geht es nicht um eine allgemeine Förderung der sprachlichen Aktivitäten oder der sozialen Kontakte. Im Fokus steht die Behandlung konkreter sprachlicher Aufgabenstellungen in einer Gruppe. Dabei ist ein vergleichbarer Leistungsstand der Teilnehmenden die unabdingbare Voraussetzung; - aber auch eines der größten Hindernisse bei der Zusammenstellung.

Von einer Gruppe erhofft man sich oft eine Addition der Fähigkeiten und Kenntnisse der Teilnehmenden. Über die Frage, inwieweit dies in einer Gruppe von Personen mit demenziell bedingten Ausfällen erreichbar ist, liegen wohl bisher keine Erkenntnisse vor. In jedem Fall aber sprechen diese Ungewissheit und praktische Erfahrungen für eine Kleingruppe (bis zu 4 Personen) und gegen die zusätzlichen Unsicherheitsfaktoren, die die Steuerung einer größeren Gruppe mit sich bringt, denn mit zunehmender Teilnehmerzahl nehmen auch die Schwierigkeiten bei der Bildung einer stabilen inneren Ordnung der Gruppe zu, und zwar sowohl für die Teilnehmenden als auch für die Übungspartner: u.a. Gedächtnisprobleme, Probleme mit der räumlichen, zeitlichen und persönlichen Orientierung, Konzentrations- und Aufmerksamkeitsprobleme, diverse sprachliche und / oder Kommunikationsprobleme belasten verständlicherweise das Gesprächsverhalten und wirken sich abträglich auf die Teilhabe der Betroffenen aus. Nachvollziehbare Übersichtlichkeit im Gesprächsablauf wird durch strukturierende Maßnahmen erreicht:

Über jeden Aufgabenschritt informieren.
Blickkontakt zu den Teilnehmenden halten.
Teilnehmende mit Namen ansprechen.
Über Teilnehmende mit Namen sprechen (nicht pronominal!).
Konstruktive, motivierende Rückmeldungen geben.
Passivere Teilnehmende ansprechen und integrieren (ohne zu drängen!).
Zeit geben zum Nachdenken, zum Antworten, zum Einfinden in die Gruppe.
Antwortinhalte für die Gruppe wiederholen und/oder zusammenfassen.

❑ **HINWEISE ZU DEN FÖRDERÜBUNGEN** Die vorliegenden Übungen zur Förderung der sprachlichen Leistungen bei Personen mit demenziellen Störungen wenden sich einerseits an Fachtherapeuten aus allen Berufsgruppen, d.h. an Klinische Linguisten, an Logopäden und Sprachheilpädagogen; sie sind aber andererseits so konzipiert, dass sie auch von Angehörigen von Betroffenen, von Demenzberatern und -begleitern, von Beschäftigungstherapeuten und entsprechend geschulten Helfern durchgeführt werden können. Der Einfachheit halber werden alle diese Personen im Folgenden als Helfer (= H) bezeichnet, die Betroffenen als Übungspartner (= Ü). Selbstverständlich umfassen diese Bezeichnungen Personen aller Geschlechter.

❏ **INDIKATION** Die vorliegenden Förderübungen eignen sich für Personen mit leichten oder höchstens mittelgradigen sprachlichen Defiziten. In Zweifelsfällen ist dringend zu empfehlen, den Schweregrad mithilfe eines geeigneten Tests festzustellen. Für Personen mit schweren demenziellen Störungen, u.a. schweren Kommunikationsstörungen, schweren Störungen des Kurz- und / oder Langzeitgedächtnisses, schweren Konzentrations- und Aufmerksamkeits-störungen oder schweren Wesens- und Verhaltensveränderungen sind diese Übungen nicht geeignet.

❏ **SPRACHSYSTEMATIK UND KOMMUNIKATION** Praktisch alle Förderübungen sind sprachsystematisch, d.h. sie basieren auf dem sprachlich-grammatischen Zusammenhang verschiedener sprachlicher Einheiten (= Konstruktionen); das können Laute, Wörter, Wortgruppen, Sätze oder Texte sein. Der sprachlichen Symptomatik von Personen mit leichten oder mittelgradigen demenziellen Störungen entsprechend liegt der Schwerpunkt der Förderübungen in den Bereichen von Lexik und Semantik. Anhand von - meist 20 oder 25 - Beispielen kann der Übungspartner - unter Anleitung seines Helfers - sein Sprachwissen aktivieren und über den Sachverhalt generalisieren.

(15) Beispiel: Förderübung *Tätigkeitswörter der Fortbewegung (S. 122)*

Die Aufgabe besteht darin, in der Menge der vorgegebenen Tätigkeitswörter, die die verschiedenen Arten der menschlichen Fortbewegung bezeichnen, eine semantisch begründete Struktur zu bilden. Charakteristisch für diese Tätigkeitswörter ist, dass sie ganz unterschiedliche Merkmale der Fortbewegung hervorheben. Ausgehend von den drei „Basis"-Bezeichnungen für Gangarten, nämlich *gehen*, *rennen* und *springen* (s. Dodge & Lakoff 2005), sollen die vorgegebenen Tätigkeitswörter zugeordnet werden. Anschließend geht es darum, die Lückensätze mit den passenden Tätigkeitswörtern zu ergänzen. Auf der Basis seines Sprachwissens - sowie seiner Lebenserfahrung und seines Vorwissens - kann der Übungspartner nach Stellung der Aufgabe Hypothesen über die gewünschte Lösung bilden und entsprechend reagieren. Sein Helfer bestätigt eine gegebene Antwort oder weist sie zurück und gibt bei Bedarf angemessene Hinweise, die seinen Übungspartner zur Lösung führen können. Ziel ist, dass sich die Leistung des Übungspartners im Laufe einer Förderübung verbessert, und sich die Anzahl seiner richtigen Lösungen erhöht.

Wesentlich ist, dass mit einer Verbesserung und / oder Erweiterung der sprachlichen Mittel eine Verbesserung der kommunikativen Möglichkeiten, der Sprachproduktion und des Sprachverständnisses, erzeugt wird, denn die Sprache ist ja das wichtigste Mittel der menschlichen Kommunikation (Faßler 1997).

❑ **SEHEN UND HÖREN** Vor der Durchführung von Förderübungen mit Leseanteilen ist das Sehvermögen zu prüfen und sicher zu stellen, dass nötigenfalls eine entsprechende Sehhilfe zur Verfügung steht. Generell ist vor der Durchführung der Förderübungen auch zu prüfen, ob eine Hörstörung vorliegt.

❑ **HANDBEWEGLICHKEIT** Falls eine Parkinson-Erkrankung vorliegt, kann es zu Veränderungen des Schriftbildes und zu einer instabilen Schreibleistung kommen. Falls eine Plegie (= Lähmung) oder eine Parese (= „Schwäche", unvollständige Lähmung) der Schreibhand vorliegt, sollte auf Schreibleistungen verzichtet werden. Vor der Durchführung von Schreibübungen empfiehlt es sich deshalb, die Beweglichkeit der Schreibhand zu prüfen, z.B. durch Zeichnen oder Nachzeichnen einer Spirale, durch Zeichnen oder Nachzeichnen von Kreis, Dreieck und Quadrat sowie einer geraden Linie und einer regelmäßig geformten Schlangenlinie.

❑ **DYSARTHRIEN** Dysarthrische Störungen, d.h. Störungen der Beweglichkeit oder Koordination der Sprechmuskulatur, wie sie z.B. bei einer Parkinson-Erkrankung auftreten, sind im Rahmen dieser Förderübungen nicht berücksichtigt.

❑ **PHONEMATISCHE ABWEICHUNGEN** Förderübungen zur Behandlung phonematischer Störungen sind nicht Bestandteil des vorliegenden Materials. Sie bedürfen gesonderter Maßnahmen.

❑ **NEBENWIRKUNGEN VON MEDIKAMENTEN** Vor der Durchführung von Förderübungen ist es dringend angezeigt, sich zu vergewissern, ob und welche Medikamente der Übungspartner einnimmt, und ob sie möglicherweise Nebenwirkungen haben, die seine Leistung in einer solchen Übung beeinflussen könnten (z.B. Minderung der Konzentrationsfähigkeit, Ermüdbarkeit o.ä.).

❑ **SPRACHKENNTNIS BEI MIGRATIONSHINTERGRUND** Das Thema *Sprache bei demenziellen Störungen* hat auch einen transkulturellen und damit translingualen Aspekt bekommen. Bei Betroffenen mit Migrationshintergrund stellt sich mitunter die Frage nach dem Stand der prämorbiden Deutschkenntnisse. Mitunter wurde in der Familie und im Umfeld des Betroffenen neben dem Deutschen die Muttersprache als Hauptsprache verwendet. Um Irrtümer und Fehleinschätzungen bei der Beurteilung der sprachlichen Leistungen zu vermeiden, empfiehlt es sich, vor der Durchführung von Förderübungen Informationen über die Kenntnis des Deutschen und die Sprachverwendung des Betroffenen einzuholen. Zu diesem Zweck steht der Bogen zur Erhebung der soziolinguistischen Daten zur Verfügung (s.S. 00), der sich auch in der klinischen Praxis bewährt hat. Zur Bewertung der Deutschkenntnisse können die Schulnoten von *Eins* bis *Sechs* verwendet werden oder die Niveaubezeichnungen des *Gemeinsamen europäischen*

Referenzrahmens für Sprachen von A1 bis C2. Falls der Betroffene nicht dazu in der Lage sein sollte, können die nötigen Informationen auch von Angehörigen eingeholt werden.

❏ **BELASTBARKEIT** Viele Menschen mit demenziellen Störungen leiden unter einer Verminderung ihrer Konzentrationsleistung. Es empfiehlt sich deshalb, die Dauer einer Übungseinheit der individuellen Belastbarkeit anzupassen. Sie sollte üblicherweise auf 20 - 30 Minuten beschränkt sein; in selteneren Fällen kann sie bis zu 45 Minuten betragen. Erkrankungsbedingt ist bei manchen Personen mit mehreren, manchmal minutenlangen Unterbrechungen während einer Übungseinheit zu rechnen. Diese Unterbrechungen können als Pausen ausgestaltet werden.

❏ **SCHWIERIGKEITSGRAD** Manche Förderübungen sind recht einfach zu bearbeiten, andere sind etwas schwieriger. Die Beurteilung des Schwierigkeitsgrades einer Förderübung kann allerdings nicht vom Schweregrad des Störungsbildes des Übungspartners getrennt werden; was dem einen leicht fällt, kann für den anderen eine unüberwindliche Hürde darstellen. Eine Staffelung der Förderübungen nach Schwierigkeitsgraden ist aus diesem Grund nicht möglich. Ob eine Förderübung für den Übungspartner geeignet ist, muss deshalb im Einzelfall entschieden werden. Förderübungen aber, die der Erfahrung des Verfassers nach schwieriger und zeit- und erklärungsaufwendig sind, sind im Inhaltsverzeichnis mit einer Sanduhr gekennzeichnet.

❏ **ADÄQUATHEIT DER LEISTUNG** Die Leistung des Übungspartners muss der Vorgabe natürlich nicht in jedem Fall zu hundert Prozent entsprechen! Im Hinblick auf die unterschiedlichen Symptome und ihre unterschiedlichen Schweregrade kann im Einzelfall sogar das Bemühen um eine Lösung oder die Mitarbeit selbst als zufriedenstellende Leistung betrachtet werden. Dies ist im Einzelfall sorgfältig abzuwägen, denn übersteigerte Erfolgserwartungen können sich sowohl hinsichtlich des Übungseffektes als auch hinsichtlich der persönlichen Beziehung zwischen dem Helfer und seinem Übungspartner schnell als kontraproduktiv erweisen. Grundsätzlich können alle Förderübungen wiederholt werden.

❏ **MÜNDLICHKEIT UND SCHRIFTLICHKEIT** Alle Förderübungen können mündlich durchgeführt werden; in vielen Fällen ist anhand entsprechender Leerfelder auch die Möglichkeit einer schriftlichen Beantwortung gegeben - entsprechende Fähigkeiten beim Übungspartner vorausgesetzt!

❏ **ABBRUCHKRITERIEN** Es gibt keine strengen oder gar errechenbaren Abbruchkriterien für die Förderübungen. Grundsätzlich empfiehlt sich die Beachtung der folgenden Gesichtspunkte: 1. Die den Übungen vorangestellten Beispiele sollten zusammen mit dem Übungspartner sorgfältig bearbeitet werden; der Helfer sollte sich vergewissern, dass die Beispiele verstanden worden sind; erst dann sollten die eigentlichen Übungsitems bearbeitet werden. 2. Eine Förderübung sollte abgebrochen werden, wenn drei aufeinanderfolgende Items trotz Hilfestellungen (so wie im Kap. *Kommunikations- und Gesprächsmanagement* beschrieben) gar nicht bearbeitet werden können; ebenso, wenn fünf aufeinanderfolgende Items zwar bearbeitet werden können, aber im Ergebnis nur grob (!) abweichende Lösungen angeboten werden. In solchen Fällen sollte auf eine andere, leichtere Förderübung ausgewichen werden. 3. Eine Förderübung sollte auch abgebrochen werden, wenn der Übungspartner dies ausdrücklich wünscht. Es macht keinen Sinn, eine Förderübung etwa gegen den Widerstand des Übungspartners „durchsetzen" zu wollen. 4. Um Enttäuschungen aufgrund überzogener Leistungserwartungen zu vermeiden, und um eine positive Motivation aufrecht zu erhalten, empfiehlt es sich, die Förderübungen vor ihrer Durchführung sorgfältig auszuwählen.

❑ **DIE HELFER!** Die Durchführung der Förderübungen ist für die Helfer eine ebenso große Herausforderung, wie es die Bewältigung der Förderübungen für die Übungspartner ist. Denn die Aufgabe des Helfers besteht darin, seinen Übungspartner so durch eine oder mehrere Förderübungen zu steuern, dass die Motivation erhalten bleibt, und dass die Förderübungen mit dem öchstmöglichen Ausmaß an Kontinuität bearbeitet werden können. Um Unsicherheiten abzubauen, sollten die einleitenden Bemerkungen zu diesem Buch aufmerksam und durchaus auch wiederholt gelesen werden. Es empfiehlt sich, die ersten Förderübungen schriftlich mit einem „kleinen" Konzept und einem Ablaufplan der eigenen Aktivitäten vor- und nachzubereiten, bis sich eine gewisse Routine in der Zusammenarbeit mit Ihrem (!) Übungspartner eingestellt hat. Dazu ein kurzes Beispiel:

(16) Beispiel: Förderübung *Hauptwörter und Tätigkeiten zuordnen* (S. 64)
 - Erklärung der Aufgabenstellung,
 - Schritt für Schritt vorgehen und jeden Schritt sprachlich ankündigen,
 - Beispiele erläutern,
 - Anweisung geben für das erste eigene Übungsbeispiel,
 - auf die Aktivität des Übungspartners mit positiven Signalen reagieren
 usw.

Gespräche mit Personen, die aufgrund einer Erkrankung an Sprachstörungen leiden, sind - abhängig vom Schweregrad und der individuellen Symptomatik - mit diversen Schwierigkeiten behaftet. Probleme und Barrieren im Gespräch werden durch die verschiedenen Ausfallserscheinungen bedingt; dazu können wie schon erwähnt gehören: Wortfindungsstörungen, Probleme beim Aufrechterhalten eines „Gesprächsfadens" oder gar Fehlen eines solchen, sprachliches Vermeidungsverhalten, semantische und phonematische Abweichungen, die ggf.

die Verständlichkeit erschweren, Störungen beim Satzbau bis hin zu Satzabbrüchen, Unterbrechungen im Redefluss, die gelegentlich auch länger dauern können, gelingende und misslingende Reparaturversuche von selbst bemerkten Abweichungen, Nicht-Einhaltung des Wechsels von Rede und Erwiderung u.a.

Es ist ungeachtet der Berufsgruppenzugehörigkeit des Helfers oder der persönlichen Beziehung zwischen Helfer und Übungspartner ganz wesentlich, dass dieses sprachliche Ungleichgewicht nicht etwa in eine Tendenz zu Abgrenzungs- oder gar Ausgrenzungsverhalten mündet. Dies ist umso wichtiger, als sich Helfer und Übungspartner in einer asymmetrischen Kommunikationssituation befinden, denn dem einen Teilnehmer wird ja von vorneherein eine größere Kompetenz zugeschrieben als dem anderen. Zur Bewältigung solcher Schwierigkeiten ist sowohl von Seiten des Helfers als auch von Seiten des Übungspartners ein kooperatives Gesprächsverhalten gefragt.

Die Förderübungen verfolgen keine normativen Zielsetzungen, wie z.B. in einer Ausbildung oder im Schulunterricht, sondern der Begriff *Förderung* ist hier im Zusammenhang mit dem Slogan *Fördern durch Fordern* zu verstehen: die sprachlichen und kommunikativen Leistungen sollen anhand der Förderübungen stimuliert und verbessert werden - soweit dies im Rahmen der Grundproblematik, wie sie sich bei einer demenziell bedingten Störung darstellt, realisierbar ist. Der Übungspartner soll und muss da abgeholt werden, wo er steht. Im Vordergrund stehen deshalb praktische Teilhabeziele, die die nachvollziehbare Verbesserung der sprachlichen Alltagsleistungen im Blick haben. Dass Helfer und Übungspartner dabei gemeinsam einen vermehrten Kommunikationsaufwand leisten müssen, dürfte im Interesse der Zielsetzung gerechtfertigt sein.

❑ **FÖRDERÜBUNG UND SPRACHLICHE INTERAKTION** Das Gespräch zwischen dem Helfer und seinem Übungspartner im Rahmen der Förderübung ist als eine komplexe Sprachhandlung eigenen Typs anzusehen, die besondere Merkmale aufweist. In dieser Sprachhandlung sind Eigenschaften des Therapiegesprächs, des Beratungsgesprächs, des Unterrichtsgesprächs und des privaten Alltagsgesprächs verbunden. Welche konstitutiven Eigenschaften zeichnen diese Sprachhandlung aus? Die folgende Tabelle gibt eine Übersicht (so tw. auch Muntigl 2010 über das Beratungs-, Diagnostik- und Therapiegespräch).

Konstitutive Eigenschaften der Sprachhandlung *Förderübung*
Zielorientierung
Aufgabenstellung und Aufgabenbearbeitung
Lösungsbesprechung
Motivierung des Übungspartners
Erteilung von Denkaufträgen, Ratschlägen und Lösungshilfen

Anbieten von Hilfestellungen
Regulierung eventueller Konflikte
Integration privater Themen und Inhalte (z.B. Erinnerungsgespräche)
Steuerung des Gesprächs
Aufbau und Aufrechterhaltung der (Vertrauens-) Beziehung zwischen Helfer und Übungspartner

Das Gespräch im Rahmen der Förderübung bedarf wegen dieser vielfältigen Eigenschaften eines besonderen Managements. Das Grundgerüst auf der folgenden Seite soll den Helfern als Orientierungshilfe für den Gesprächsablauf dienen, beansprucht aber nicht, eine allgemein gültige Struktur dieses Sprachhandlungstyps abzubilden. Ein stabiler Gesprächsrahmen schafft für die beiden Beteiligten und insbesondere für die Übungspartner eine verläßliche gemeinsame Basis („common ground"), die für die Konzentration auf das sprachliche Material und die im Zusammenhang damit zu bewältigenden Aufgaben nur förderlich ist.

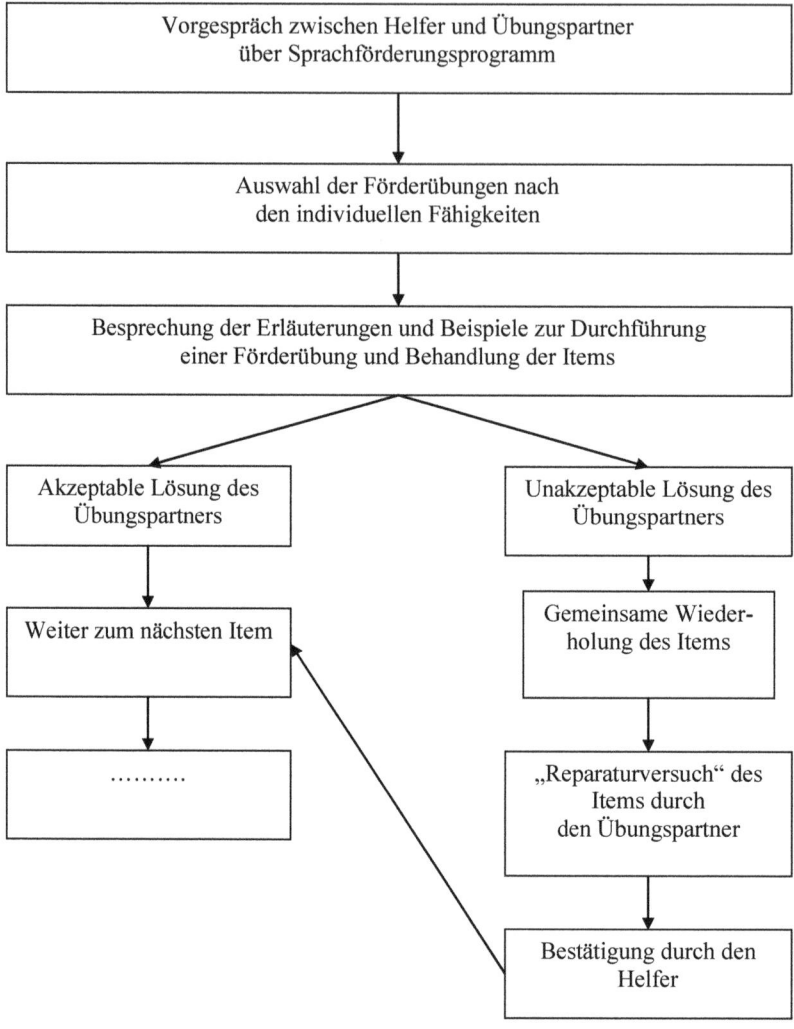

Schematischer Ablauf der Sprachhandlung *Förderübung*

❏ **FÖRDERÜBUNGEN MIT VERBEN** Ein besonderer Schwerpunkt des vorliegenden Materials liegt auf Förderübungen mit Verben (Zeitwort, Tätigkeitswort). Dies rechtfertigt sich durch die Bedeutung, die das Verb generell in der Sprache hat. Das Verb als „Kopf des Satzes" (Hoffmann:2013:283ff.) eröffnet Leerstellen (Valenzen) für die potenziellen Mitspieler und Satzergänzungen. In förderpraktischer Hinsicht bedeutet dies, dass das Verb Möglichkeiten der Satzbildung eröffnet wie keine andere Wortart – sprich: keine Wortart eröffnet dem Sprecher im praktischen Einsatz der Sprache auch so viele Ausdruckmöglichkeiten wie das Verb!

Zum Förderschwerpunkt *Verben* gehören diese Übungen:

Förderschwerpunkt *Verben*	Seite
Hauptwörter und Tätigkeiten zuordnen 1-3	64
Was kann man …? Gegenstände	73
Womit kann man …? Gegenstände	74
Berufe raten	77
Kollokationen 1-2	91
Verursachung	97
Welche Tätigkeit passt nicht dazu?	105
Hauptwort und Tätigkeitswort	113
Wortfeld: Sprechen	116
Positionale Verben	117
Tätigkeitswörter der Fortbewegung	122
Angaben und Ergänzungen	139
Fragen nach Tätigkeiten	202
Vorher und Nachher	217
Zeiten und Zeitstufen	220
Was geschah vorher?	223
Komplexe Handlungsfolgen	234

Bei Bedarf kann dieser Schwerpunkt gesondert und konzentriert mit dem Übungspartner bearbeitet werden. Einige dieser Förderübungen erfordern ausführlichere Erläuterungen und Hilfestellungen. Sie sind im Inhaltsverzeichnis gesondert gekennzeichnet.

❏ **FRAGEN UND ANTWORTEN** Fragen eignen sich besonders für die sprachliche Aktivierung, weil sie vom Gesprächs- bzw. Übungspartner eine Antwort provozieren möchten. Selbst bei einfachen Fragen nach Gegenständen, die durch ein Dingwort beantwortet werden könnten (s. Sn. 149-151), oder Fragen nach Handlungen, die durch ein Tätigkeitswort beantwortet werden könnten (s. Sn. 202-205), bieten Spielraum für eine Reihe möglicher Antworten. Die in einigen Förderübungen vorgegebenen Antworten sind demzufolge nicht etwa als „einzig richtige" oder „verpflichtende" Reaktion des Übungspartners zu verstehen. Im Gegenteil: Im Sinne einer sprachlichen Förderung ist auch anderen möglichen Lösungen Raum zu geben. Die Aufgabe, die sich dem Übungspartner stellt, ist das Tätigen einer Auswahl:

Was macht der Kaufmann mit der Ware?	Verkaufen.
	Sie verkaufen.
	Er verkauft sie.
	Die Ware - verkaufen!
	Sie anbieten.
	Zum Verkauf anbieten.
	usw.

Selbstverständlich sind alle diese sprachlichen Reaktionen völlig akzeptabel - und viele weitere mehr! Ebenso verhält es sich mit Fragen nach Gegenständen:

Wodrin pflanzt man Blumen?	(Im) Blumentopf.
	In den Blumentopf.
	In den Blumenkasten.
	In den Balkonkasten.
	Im Frühbeetkasten.
	Ins Beet.
	usw.

Der Leitbegriff *sprachliche Aktivierung* ist wörtlich zu verstehen: Es geht darum, den Übungspartner zu sprachlichen Aktivitäten anzuregen und zu motivieren. Ein solche Aktivierung kann, wie die oben stehenden Beispiele zeigen, auf vielfältige Weise beantwortet werden. Die an den Schulunterricht erinnernden Kategorien „richtig" und „falsch" stehen dabei im Hintergrund.

FÖRDEREINHEIT SPRACHLICHES ERFASSEN VON GEGENSTÄNDEN UND SACHVERHALTEN

Das sprachliche Erfassen von Gegenständen und Sachverhalten (= Apprehension) ist eine der grundlegenden Funktionen von Sprache und eine der grundlegenden Aufgaben der Sprachbenutzer. Es kann auf verschiedene Weisen erfolgen - mit einer Vielzahl sprachlicher Techniken: Vom Benennen eines Gegenstandes oder komplexen Sachverhaltes durch ein einzelnes Wort, über die Kategorisierung, z.B. hinsichtlich der Zählbarkeit eines Gegenstandes oder seiner Funktion, bis hin zur ausführlichen Umschreibung in längeren Konstruktionen oder ganzen Sätzen.

Titel	Seite
Zählbar vs. nicht-zählbar	51
Wozu dient das Haushaltsgerät?	52
⌛ Welches Hauptwort passt nicht dazu?	55
Welche Eigenschaft passt nicht dazu?	58
Baukasten mit Hauptwörtern	61
⌛ Was kann man …? 1-2	62
⌛ Hauptwörter und Tätigkeiten zuordnen 1-3	64
Hauptwörter und Eigenschaften zuordnen	67
Hauptwörter zu Hauptwörtern zuordnen	68
⌛ Zusammengesetzte Hauptwörter erweitern	69
Aufschlüsseln von Wortbedeutungen	70
⌛ Was kann man …? Gegenstände	73
⌛ Womit kann man …? Gegenstände	74
Ein Wort und seine Umschreibung	75
Maßkonstruktionen	76
Berufe raten	77
Ähnlichkeiten und Gemeinsamkeiten	80
Wörter zusammensetzen	83
Check-Liste für Gegenstände	84
Teil-Ganzes-Beziehung	87
Wortbildung	88
Kollokationen 1-2	91
Verursachung	97
Situationen und Akteure	101
Welche Tätigkeit passt nicht dazu?	105
⌛ Mehrdeutigkeit	108

Hauptwort und Tätigkeitswort	113
Alles mit Arbeit	114
Wortfeld: Sprechen	116
⌛ Positionale Verben	117
Tätigkeitswörter der Fortbewegung	122
Sauber und Schmutzig	126
Szenen	127
Masskonstruktionen	132
⌛ Zuordnung von Rollen	134
Benennen privater Gegenstände	138
Angaben und Ergänzungen	139

ZÄHLBAR VS. NICHT-ZÄHLBAR

DURCHFÜHRUNG Manche Gegenstände sind zählbar, andere nicht. Man kann sagen: *ein Baum, zwei Bäume, drei Bäume*. Man kann nicht sagen: **ein Silber, *zwei Silber, *drei Silber* usw. Welche Gegenstände kann man zählen, welche nicht? Zusatzaufgabe: Wie kann man Gegenstände, die eigentlich nicht zählbar sind (wie z.B. Silber) trotzdem zählen oder zählbar machen (z.B. ein Barren Silber, eine Silbermünze u.ä.)?

Dingwort	zählbar?
Baum	**ja**
Geld	**nein**
Sand	
Kamm	
Koffer	
Wolle	
Strand	
Silber	
Wasser	
Schirm	
Möbel	
Foto	
Sommer	
Münze	
Luft	
Katze	
Papier	
Eimer	
Glück	
Ufer	
Gras	
Apfel	

WOZU DIENT DAS HAUSHALTSGERÄT?

DURCHFÜHRUNG Es gibt eine Vielzahl von Haushaltsgeräten und -gerätschaften. Wozu dienen sie eigentlich? Drei Möglichkeiten stehen zur Auswahl. Die passende Antwort ist anzukreuzen. Manchmal gibt es mehr als eine Lösung.

Wozu dient ein Wasserkocher?
❑ Zum feuchten Wischen.
☒ **Zum Kochen und Erhitzen von Trinkwasser.**
❑ Zum Erwärmen von kaltem Tee oder Kaffee.

Wozu dient ein Bügeleisen?
❑ Zum Wegbügeln von Falten.
❑ Zum Anwärmen der Kleidung.
❑ Zum Bügeln frisch gewaschener Wäsche.

Wozu dient ein Küchen-Mixer?
❑ Zum Mixen von Getränken.
❑ Als Ersatz für eine kaputte Käsereibe.
❑ Zum Schlagen, Kneten, Mischen und Rühren.

Wozu dient ein Eierkocher?
❑ Zum Kochen von Eiern.
❑ Zum Aufwärmen von kalten Frühstückseiern.
❑ Zur Trennung von Eigelb und Eiweiß.

Wozu dient ein Toaster?
❑ Zum Brotbacken.
❑ Zum Aufbacken von Brötchen.
❑ Zum Rösten von Weißbrot.

Wozu dient eine Kaffeemaschine?
❏ Zum Mahlen von Kaffeebohnen.
❏ Zum Aufbrühen von Kaffee.
❏ Zum Warmhalten von Kaffee.

Wozu dient eine Bratpfanne?
❏ Zum Anrühren von Soßen.
❏ Zum Kochen von Wasser.
❏ Zum Braten von Fleisch.

Wozu dient ein Mikrowellenherd?
❏ Zum Auftauen von Gefriergut.
❏ Zum Erhitzen von Speisen.
❏ Zum Erwärmen von Getränken.

Wozu dient eine Seifenschale?
❏ Zur Ablage eines Stücks Seife.
❏ Zur Aufbewahrung des Seifenvorrats.
❏ Zur Dekoration der Spüle.

Wozu dient eine Geflügelschere?
❏ Zum Anfertigen von Hühnerklein.
❏ Zum Zerteilen von Geflügel.
❏ Zum Anrichten kleiner Häppchen.

Wozu dient ein Kochbuch?
❏ Zum Aufschreiben eigener Kochideen.
❏ Zum Dekorieren des Bücherregals.
❏ Zum Nachlesen von Kochrezepten.

Wozu dient eine Küchenuhr (Eieruhr)?
❑ Zum Einstellen der Koch- oder Backzeit.
❑ Zum Läuten beim Ende des Küchendienstes.
❑ Zur Erinnerung an die Mittagspause.

Wozu dient ein Kompostmülleimer?
❑ Zur Züchtung von Würmern.
❑ Zum Kompostieren organischer Abfälle.
❑ Zum Auftauen von Gefriergut.

Wozu dient ein Wäschetrockner?
❑ Zum Entfeuchten von Nasszellen.
❑ Zum Trocknen frisch gewaschener Wäsche.
❑ Zum Erwärmen kalter Kleidungsstücke im Winter.

Wozu dient eine Grillzange?
❑ Für Kleinreparaturen am Grill.
❑ Zum Greifen des heißen Grillguts.
❑ Zum Entfernen der heißen Grillkohle.

Wozu dient ein Bratenwender?
❑ Zum Wenden von gebratenem Fleisch in der Pfanne.
❑ Zum Servieren von Schnitzel oder Kotelett.
❑ Zum Umrühren von Speisen aller Art.

Wozu dient ein Tee-Ei?
❑ Zur Aufbewahrung bruchempfindlicher Eier.
❑ Zum Abseihen der Teeblätter.
❑ Zum Aufbrühen von schwarzem Tee.

WELCHES HAUPTWORT PASST NICHT DAZU?

DURCHFÜHRUNG Die Wortgruppen enthalten jeweils ein Wort, das hinsichtlich seiner Bedeutung nicht recht zu den anderen passt. Welches ist es? Die Oberbegriffe können bei Bedarf abgedeckt und auch zum Gegenstand einer Aufgabe gemacht werden. Weitere Zusatzaufgabe bzw. -frage: Warum passt das gefundene Wort nicht?

Möbel	Fahrzeuge	Getränke
Stuhl	Roller	Sprudel
Tisch	Auto	Milchbrei
Sessel	Anhänger	Saft
Regal	Fahrrad	Limonade
~~Heizung~~	Bus	Tee

Schreibgeräte	Hunde	Bäume
Vogelfeder	Dackel	Eiche
Bleistift	Pudel	Buche
Kuli	Mops	Hecke
Füller	Dogge	Erle
Griffel	Schakal	Weide

Geschirr	Besteck	Gebäck
Tasse	Gabel	Brötchen
Blumentopf	Messer	Hörnchen
Teller	Zange	Brot
Schale	Kelle	Croissant
Schüssel	Löffel	Pizza

Kleidung	Wege	Spiele
Mantel	Straße	Turnen
Jacke	Gasse	Halma
Hose	Pfad	Schach
Decke	Gerade	Mühle
Rock	Zubringer	Dame

Werkzeug	Küchengeräte	Jahreszeiten
Zange	Mixer	Frühling
Buttermesser	Kaffeemaschine	Urlaub
Hammer	Bohrer	Winter
Meißel	Eierkocher	Sommer
Bohrer	Kühlschrank	Herbst

Aufschnitt	Gemüse	Käse
Mortadella	Erbsen	Gouda
Salami	Spargel	Edamer
Schinken	Möhren	Emmentaler
Bierschinken	Apfelsinen	Tilsiter
Streichkäse	Broccoli	Berliner

Fleisch	Kopfbedeckung	Berufe
Schnitzel	Kappe	Schuster
Kotelett	Hut	Bastler
Steak	Mütze	Metzger
Braten	Stirnband	Maurer
Tofu	Kopftuch	Bäcker

Beleuchtung	Bodenbelag	Insekten
Kerze	Läufer	Biene
Birne	Tapete	Fliege
Scheinwerfer	Bettvorleger	Spatz
Fackel	Teppich	Hummel
Funke	Brücke	Wespe

Blumen	Uhren	Gefühle
Nelke	Sanduhr	Freude
Tulpe	Standuhr	Ärger
Schilfgras	Wasseruhr	Trauer
Rose	Armbanduhr	Angst
Orchidee	Wecker	Feier

Gartengeräte	Autos	Kuchen
Presslufthammer	Kombi	Schnecke
Rechen	Traktor	Muffin
Harke	Limousine	Bienenstich
Mäher	Cabrio	Guglhupf
Forke	Coupé	Pizzabrot

Vögel	Bücher	Schränke
Libelle	Roman	Kommode
Spatz	Krimi	Vertiko
Drossel	Kreuzworträtselheft	Anrichte
Specht	Bildband	Hocker
Meise	Lexikon	Vitrine

Farbtöne	Heimwerkergeräte	Sitzgelegenheiten
Gelb	Kreissäge	Bank
Blau	Bohrer	Fels
Beige	Winkelschleifer	Stuhl
Oliv	Kaffeemühle	Hocker
Hell	Elektrohobel	Sitzschale

Ladengeschäfte	Filme	Lieder
Boutique	Komödie	Volkslied
Lagerhalle	Thriller	Schnulze
Supermarkt	Western	Hit
Warenhaus	Doku	Refrain
Tante-Emma-Laden	Tagesschau	Song

WELCHE EIGENSCHAFT PASST NICHT DAZU?

DURCHFÜHRUNG Welches der vorgegebenen Eigenschaftswörter passt zu dem Satz? Manchmal gibt es mehr als eine Möglichkeit. Bitte ankreuzen.

Die Kinder spielen …	☒ laut
	☒ schön
	☐ **trocken**

Die Wäsche trocknet …	☐ schnell
	☐ froh
	☐ windig

Das Familienfoto hängt …	☐ klein
	☐ schief
	☐ alt

Der Pfarrer spricht …	☐ offen
	☐ nass
	☐ leise

Der Arzt untersucht den Patienten …	☐ gründlich
	☐ jung
	☐ spannend

Der Reisebus fährt …	☐ zügig
	☐ bequem
	☐ arg

Das Kaugummi schmeckt …	❏	grünlich
	❏	fest
	❏	süß

Der Bach plätschert …	❏	leise
	❏	munter
	❏	neu

Das Flugzeug landet …	❏	streng
	❏	weich
	❏	zeitig

Die Quelle sprudelt …	❏	stetig
	❏	schrill
	❏	munter

Der Braten schmeckt …	❏	dürr
	❏	lecker
	❏	wichtig

Der Wanderer rastet …	❏	flink
	❏	treu
	❏	lange

Das Handy klingelt …	❏	schrill
	❏	warm
	❏	trocken

Die Vögel zwitschern …	❑	laut
	❑	windig
	❑	melodisch

Die Schüler lernen …	❑	leise
	❑	kalt
	❑	fleißig

Die Perlen schimmern …	❑	gemütlich
	❑	hell
	❑	rosa

Der Autobus kommt …	❑	spät
	❑	steil
	❑	pünktlich

Die Patienten warten …	❑	geduldig
	❑	lange
	❑	reich

Die Soße schmeckt …	❑	scharf
	❑	mild
	❑	trügerisch

Die Fußballfans jubeln …	❑	lautstark
	❑	frisch
	❑	sauer

BAUKASTEN MIT HAUPTWÖRTERN

DURCHFÜHRUNG Aus den Wörtern des Baukastens sollen neue, zusammengesetzte Hauptwörter gebildet werden. Dabei soll ein Hauptwort aus der 1. Zeile bzw. der 1. Spalte immer am Wortanfang stehen, also vor einem Hauptwort aus der 2. Zeile bzw. der 2. Spalte; z.B. *Haus + Arzt = Hausarzt*. Es gibt in allen Fällen mehrere Möglichkeiten.

1	**Haus**	Land	Sport	Tier
2	Bau	Freund	**Arzt**	Urlaub

1	2
Schrank	Werk
Holz	Tür
Auto	Haus
Berg	Wand

WAS KANN MAN …? (1)

DURCHFÜHRUNG Mit welchen Gegenständen kann man die angegebene Tätigkeit ausführen? Was kann man *backen*? Zum Beispiel: Brot, Kuchen, Pizza und vieles mehr. Zwei Beispiele für jedes Tätigkeitswort genügen. Falls möglich kann auch noch ein Beispielsatz aus dem Tätigkeitswort und den gefundenen Wörtern gebildet werden; z.B. *Der Bäcker backt das Brot.*

Was kann man …	
… backen?	Brot, Kuchen …
… biegen?	
… binden?	
… braten?	
… brechen?	
… bringen?	
… essen?	
… fangen?	
… finden?	
… flechten?	
… gewinnen?	
… halten?	
… heben?	
… leihen?	
… messen?	
… salzen?	
… schieben?	
… schließen?	
… schneiden?	
… singen?	
… tragen?	
… waschen?	

WAS KANN MAN …? (2)

DURCHFÜHRUNG Was kann man *abbeißen*? Zum Beispiel: *einen Faden, ein Stück Brot* und anderes mehr. Zu nennen sind Gegenstände oder Lebewesen, auf die sich die im Tätigkeitswort bezeichnete Handlung bezieht. Zwei Beispiele für jedes Tätigkeitswort genügen. Falls möglich kann noch ein Beispielsatz gebildet werden.

Wen oder was kann man …	
… abbeißen?	**Faden, Stück Brot …**
… abbrechen?	
… abbrennen?	
… abfangen?	
… abfinden?	
… abgeben?	
… abgießen?	
… abgraben?	
… abfangen?	
… abhängen?	
… abheben?	
… abladen?	
… ablesen?	
… abnehmen?	
… abreiben?	
… abschaffen?	
… abschieben?	
… abschließen?	
… abschneiden?	
… absingen?	
… abtragen?	
… abwaschen?	

HAUPTWÖRTER UND TÄTIGKEITEN ZUORDNEN 1

DURCHFÜHRUNG Wortpaare sollen gebildet werden. Welches Tätigkeitswort passt inhaltlich zu welchem Hauptwort? Die zusammen passenden Paare aus Hauptwort und Tätigkeitswort sollen mit einem Pfeil verbunden werden. Manchmal gibt es mehrere Möglichkeiten.

Hauptwort		Tätigkeitswort
Brief		rauchen
Auto		lesen
Loch		trinken
Essen		spenden
Pfeife		backen
Radio		schärfen
Tee		starten
Brot		**schreiben**
Haare		schälen
Haus		kehren
Schuhe		spülen
Kuchen		stopfen
Geld		hören
Messer		kochen
Kartoffeln		schneiden
Geschirr		bauen
Buch		fahren
Motor		putzen
Pullover		trennen
Straße		kämmen
Müll		stricken

HAUPTWÖRTER UND TÄTIGKEITEN ZUORDNEN 2

DURCHFÜHRUNG Es sind Wortpaare zu bilden. Welches Tätigkeitswort passt inhaltlich zu welchem Hauptwort? Die zusammen passenden Paare aus Hauptwort und Tätigkeitswort können mit einem Pfeil verbunden werden. Manchmal gibt es mehrere Möglichkeiten.

Hauptwort		Tätigkeitswort
Pferd		einnehmen
Feuer		lachen
Gespenst		wohnen
Geräusch		lernen
Heim		schlafen
Hunger		sparen
Krankheit		rechnen
Spaß		**reiten**
Winter		tanzen
Nacht		feiern
Schule		erschrecken
Musik		heilen
Zeit		essen
Herd		brennen
Wörter		warten
Tablette		spielen
Geld		weinen
Zahl		hören
Party		sprechen
Schmerzen		kochen
Lotto		rechnen

HAUPTWÖRTER UND TÄTIGKEITEN ZUORDNEN 3

DURCHFÜHRUNG Es geht um die Bildung von Wortpaaren. Welches Tätigkeitswort passt inhaltlich zu welchem Hauptwort? Die zusammen passenden Paare aus Hauptwort und Tätigkeitswort sollen mit einem Pfeil verbunden werden. Manchmal gibt es mehrere Möglichkeiten.

Hauptwort	Tätigkeitswort
Geld	kaufen
Geheimnis	gucken
Brot	verraten
Zeitung	heizen
Versprechen	lesen
Schuhe	schneiden
Ofen	fahren
Fernseher	**bezahlen**
Gefühle	reisen
Auto	halten
Urlaub	zeigen

Hauptwort	Tätigkeitswort
Überraschung	programmieren
Haare	wegwerfen
Luft	öffnen
Müll	graben
Regen	freuen
Tür	schnappen
Loch	aufgehen
Staub	waschen
Sonne	saugen
Computer	tropfen

HAUPTWÖRTER UND EIGENSCHAFTEN ZUORDNEN

DURCHFÜHRUNG Welche Wortpaare können gebildet werden? Welches Eigenschaftswort passt inhaltlich zu welchem Hauptwort? Die zusammen gehörenden Paare aus Hauptwort und Eigenschaftswort sollen mit einem Pfeil verbunden werden. Manchmal gibt es mehrere Möglichkeiten.

Hauptwort		Eigenschaftswort
Winter		knusprig
Auto		süß
Hund		spitz
Wüste		weiß
Brot		voll
Wind		rund
Krimi		laut
Sommer		**kalt**
Kaffee		weich
Gemüse		hart
Zucker		frisch
Nadel		trocken
Musik		scharf
Wolle		warm
Messer		heiß
Milch		treu
Ball		gesund
Flasche		spannend
Nuss		schnell
Feuer		schwarz

HAUPTWÖRTER ZU HAUPTWÖRTERN ZUORDNEN

DURCHFÜHRUNG Helfer und Übungspartner sollen zusammengesetzte Hauptwörter bilden! Welches Hauptwort aus der ersten Spalte passt zu welchem Hauptwort aus der zweiten Spalte? Die zusammen passenden Paare aus erstem und zweitem Hauptwort sollen mit einem Pfeil verbunden werden. Dann wird ein weiteres zusammengesetztes Hauptwort erkennbar. Manchmal gibt es mehrere Möglichkeiten.

1. Hauptwort	2. Hauptwort
See	Kerze
Blei	Keller
Tafel	Sport
Marmor	Maus
Wachs	Kopf
Gemüse	Kanne
Sand	Glas
Winter	**Mann**
Mantel	Stift
Fleisch	Motor
Wasser	Frost
Baum	Kuchen
Kartoffel	Silber
Tee	Garten
Salat	Falter
Haus	Strand
Auto	Kragen
Fenster	Eimer
Nacht	Messer
Boden	Schule

ZUSAMMENGESETZTE HAUPTWÖRTER ERWEITERN

DURCHFÜHRUNG Gegeben ist ein zusammengesetztes Hauptwort. Helfer und Übungspartner sollen es um ein weiteres Hauptwort erweitern. Welches zusammengesetzte Hauptwort aus der ersten Spalte passt zu welchem Hauptwort aus der zweiten Spalte? Die zusammen passenden Paare sollen mit einem Pfeil verbunden werden. Dann wird ein weiteres zusammengesetztes Hauptwort ersichtlich. Manchmal gibt es mehrere Möglichkeiten.

Zusammengesetztes Hauptwort	?	Hauptwort
Eisenbahn		Spiel
Tonband		Anzug
Briefmarken		Ständer
Nadelstreifen		Klingel
Fußball		Gerät
Naturschutz		Strauß
Apfelsaft		Brikett
Weihnachtsbaum		Halle
Bleistift		Kasten
Warenhaus		Spitzer
Butterbrot		**Schiene**
Papiermüll		Bund
Ballsport		Katalog
Maiglöckchen		Album
Wasserkraft		Bezug
Kopfschmerz		Flasche
Haustür		Werk
Kopfkissen		Tonne
Steinkohle		Tablette
Balkonblumen		Dose

AUFSCHLÜSSELN VON WORTBEDEUTUNGEN

DURCHFÜHRUNG Was kann man über einen Apfel sagen? Vorgegeben ist ein Gegenstand, z.B. *Apfel*. Dazu sollen im ersten Übungsschritt in ungeordneter Form Eigenschaften und Merkmale genannt werden. Diese können stichwortartig oder in ganzen Sätzen in die Liste eingetragen werden. Im zweiten Übungsschritt können die Eigenschaften und Merkmale umgekehrt dazu verwendet werden, den dazu gehörigen Gegenstand zu „erraten" (oder - falls möglich - einen anderen passenden Gegenstand, auf den die gleichen Eigenschaften und Merkmale zutreffen).

Apfel	Er ist essbar.
	Er wächst an einem Baum.
	Er ist gelb oder grün oder rot.
	Er hat einen Stiel.
	usw.

Brille	

Ball	

Flasche	

Buch	
Wolle	
Schlüssel	
Messer	
Auto	
Nagel	

Kamm	
Kuli	
Kerze	
Brief	
Schnur / Kordel	
Schraube	

WAS KANN MAN …? GEGENSTÄNDE

DURCHFÜHRUNG Es sollen Gegenstände genannt werden, die zu den unten stehenden Tätigkeiten gehören. Vorher sind die beiden Beispiele zu beachten: Man kann einen *Apfel* (ein Stück Schokolade, ein Brot) *anbeißen*; man kann eine *Wand anstreichen* usw.

Was kann man …?	
anbeißen	**Apfel, Schokolade, Brot …**
anstreichen	Wand …
anbinden	
einschalten	
zerbrechen	
mitbringen	
einfangen	
abgeben	
eingießen	
aufheben	
abladen	
auflassen	
ausleihen	
durchlesen	
ausmessen	
einnehmen	
ausreißen	
aufschieben	
anschließen	
abschneiden	
aufschreiben	
übersehen	
austrinken	
abwaschen	
abwiegen	
anziehen	
mitnehmen	

WOMIT KANN MAN ...? GEGENSTÄNDE

DURCHFÜHRUNG Es sollen Gegenstände genannt werden, die zu den unten stehenden Tätigkeiten gehören. Vorher sind die beiden Beispiele zu beachten: Man kann *mit dem Telefon* oder *mit dem Handy anrufen*; man kann *mit der Nadel nähen*.

Womit kann man ... ?	Mit ...
anrufen	**Telefon, Handy ...**
nähen	Nadel ...
backen	
zubeißen	
braten	
verreisen	
auffallen	
umgraben	
schreiben	
abwaschen	
pfeifen	
würzen	
mauern	
ausschneiden	
zuschlagen	
schneiden	
kochen	
flechten	
fliegen	
bezahlen	
aufwischen	
speisen	
anstreichen	
abschließen	
operieren	
abfahren	
klettern	

EIN WORT UND SEINE UMSCHREIBUNG

DURCHFÜHRUNG Vorgegeben ist eine Gegenstandsbezeichnung. Der Gegenstand soll möglichst treffend und kurz umschrieben werden. Bitte beachten: Eine Umschreibung muss keine Beschreibung sein. Wenn wenigstens ein treffendes Merkmal oder eine passende Eigenschaft des Gegenstandes genannt wird, ist die Aufgabe erfüllt. Betrachten Sie zunächst die Beispiele.

Wort	Umschreibung
Zebra	… sieht aus wie ein gestreiftes Pferd.
Tisch	… wo man dran sitzen und essen kann.
Uhr	
Stadt	
Kind	
Geld	
Buch	
Nacht	
Auge	
Haus	
Auto	
Luft	
Schule	
Straße	
Papier	
Insel	
Sonne	
Feuer	
Hand	
Ball	
Gast	
Spiegel	

MASSKONSTRUKTIONEN

DURCHFÜHRUNG Welche Maßangabe aus der 1. Spalte passt zu welchem Gegenstand aus der 2. Spalte? Bei richtiger Lösung wird ein Maßausdruck vervollständigt, z.B. *ein Glas Wasser*.

Maßangabe	???	Hauptwort
Glas		Blumen
Würfel		Bonbons
Tasse		Streichhölzer
Beutel		Nähgarn
Knäuel		Sand
Teller		Schuhe
Paar		Fleisch
Stück		Brot
Sack		Bier
Eimer		Ölsardinen
Schnitte		**Wasser**
Schaufel		Suppe
Kasten		Wolle
Dose		Zucker
Schluck		Kaffee
Tüte		Zitronen
Rolle		Holz
Stapel		Kartoffeln
Schachtel		Blumen
Strauß		Wein

BERUFE RATEN

DURCHFÜHRUNG Anhand der folgenden Kurzbeschreibungen soll die dazu gehörige Berufsbezeichnung gefunden werden. In manchen Fällen gibt es natürlich mehrere passende Möglichkeiten. Die gefundene Berufsbezeichnung kann schriftlich in dem dafür vorgesehenen Kästchen ergänzt werden.

Zu welchem Beruf gehört diese Verrichtung?
Er kontrolliert die Fahrscheine im Bus, im Zug oder in der Straßenbahn.
→ Er ist **Schaffner** oder **Kontrolleur**.

Zu welchem Beruf gehört diese Verrichtung?
Sie untersucht erkrankte Menschen und behandelt sie, damit sie wieder gesund werden.

Zu welchem Beruf gehört diese Verrichtung?
Sie verkauft Obst und Gemüse auf dem Wochenmarkt der Stadt.

Zu welchem Beruf gehört diese Verrichtung?
Er tritt auf der Bühne auf und singt Lieder, um die Zuschauer zu unterhalten.

Zu welchem Beruf gehört diese Verrichtung?
Er serviert Speisen und Getränke im Restaurant und kassiert die Gäste ab.

Zu welchem Beruf gehört diese Verrichtung?
Sie bringt den Leuten die Post: die Briefe, die Päckchen und die Pakete.

Zu welchem Beruf gehört diese Verrichtung?
Sie arbeitet im Büro am Computer und schreibt Briefe und Berichte.

Zu welchem Beruf gehört diese Verrichtung?
Sie sucht die Leute zuhause auf, kehrt die Kamine und misst den Schadstoffausstoss der Heizungsanlagen.

Zu welchem Beruf gehört diese Verrichtung?
Er sitzt am Steuer eines Lastwagens und transportiert Waren und Güter aller Art.

Zu welchem Beruf gehört diese Verrichtung?
Sie führt einen Laden und verkauft dort Uhren und Schmuck für Damen und Herren.

Zu welchem Beruf gehört diese Verrichtung?
Er arbeitet mit Pinsel und Rolle und streicht Decken, Wände und Türen.

Zu welchem Beruf gehört diese Verrichtung?

Er verkauft Autos, berät die Kunden über die Finanzierung und organisiert eine Probefahrt.

Zu welchem Beruf gehört diese Verrichtung?

Sie unterrichtet die Kinder in der Schule, führt die Aufsicht in den Pausen und sieht die Hausaufgaben nach.

Zu welchem Beruf gehört diese Verrichtung?

Sie geht durch die Straßen und verteilt Strafzettel an Falschparker.

Zu welchem Beruf gehört diese Verrichtung?

Er berät Mandanten und vertritt sie in Streitfällen vor Gericht.

Zu welchem Beruf gehört diese Verrichtung?

Er fährt von Haus zu Haus und sammelt Gegenstände aller Art aus Metall ein.

Zu welchem Beruf gehört diese Verrichtung?

Sie leitet eine Diskussionsrunde im Fernsehen, stellt den Teilnehmern Fragen und führt durch das Thema.

ÄHNLICHKEITEN UND GEMEINSAMKEITEN

DURCHFÜHRUNG Was haben die beiden Gegenstände gemeinsam? Oder: In welchen Teilen bestehen ihre Ähnlichkeiten? Die Antwort kann in einem Satz oder als Einzelwort gegeben werden. Als Antwort soll möglichst ein gemeinsamer oder ähnlicher Bestandteil gegeben werden; Gemeinsamkeiten oder Ähnlichkeiten in der Benutzung oder Bedienung können aber auch akzeptiert werden. In fast allen Fällen gibt es mehrere Antwortmöglichkeiten.

Stuhl	Sessel
Was haben *Stuhl* und *Sessel* gemeinsam?	
Beide haben eine Lehne.	

Fernseher	Radiogerät
Was haben *Fernseher* und *Radiogerät* gemeinsam?	

Zeitung	Buch

Baum	Blume

Mantel	Jacke

Tisch	Stuhl

Fenster	Tür

Haarbürste	Zahnbürste

Fahrrad	Auto

Äpfel	Birnen

Heizung	Ofen

Flugzeug	Adler

Hund	Katze

Hemd	Pullover

Zigarre	Zigarette	→
Kuh	Ziege	→
Messer	Schere	→
Computer	Schreibmaschine	→
Rucksack	Schulranzen	→
Tasse	Kanne	→
Fingerhandschuhe	Fäustlinge	→
Stiefel	Sandalen	→
Kleiderschrank	Kommode	→
Telefon	Handy	→
Feuerwehrauto	Polizeiauto	→
Landstraße	Autobahn	→
Apfelbaum	Birnbaum	→
Lesebrille	Sonnenbrille	→
Schreibheft	Schreibblock	→
Tanne	Fichte	→
Besen	Bürste	→
Biber	Hase	→

WÖRTER ZUSAMMENSETZEN

DURCHFÜHRUNG Es geht darum, mit einem vorgegebenen Wort zusammengesetzte Hauptwörter zu bilden. Die vorgegebenen Lösungsvorschläge sollten abgedeckt sein.

Zusammengesetzte Hauptwörter mit *Haus* als erstem Bestandteil gibt es viele:

Haus	???
Haus	Mann, Tür, Dach, Schlüssel, Bank, Flur, Frau, Meister, Nummer, Schuh, Tier, Hund, Katze ...

Ähnlich ist es bei manchen anderen Wörtern. Helfer und Übungspartner gehen bei den folgenden Wörtern ebenso vor und bilden so viele Wörter wie möglich. Bei Bedarf kann auch einmal ein Wörterbuch zum Nachschlagen benutzt werden!

Auto	Reifen, Dach, Steuer, Bahn, Straße, Hof, Motor, Zeitung, Werk, Marke, Wäsche, Rennen ...
Kaffee	Kanne, Tasse, Pulver, Geschirr, Löffel, Filter, Kasse, Kränzchen, Maschine, Durst, Pott ...
Schlaf	Mittel, Labor, Decke, Zimmer, Wagen, Sack, Stunde, Tablette, Dauer, Zentrum, Studio ...
Hand	Arbeit, Gelenk, Besen, Geld, Koffer, Tasche, Schuh, Tuch, Knochen, Linie, Buch ...

CHECK-LISTE FÜR GEGENSTÄNDE

DURCHFÜHRUNG Gegeben sind drei Merkmale für einen bestimmten Gegenstand. Zwei der Merkmale treffen zu, eines aus der Liste trifft nicht zu. Welches ist es? Bitte ankreuzen!

Buch
❏ Hat viele Seiten.
❏ Hat einen Verfasser oder eine Verfasserin.
❏ Wird per Knopfdruck eingeschaltet.

Geld
❏ Besteht aus Holz.
❏ Gibt es in unterschiedlichen Wertstufen.
❏ Gibt es als Münzen und in Scheinen.

Jahr
❏ Hat 365 Tage.
❏ Besteht aus Frühling, Sommer, Herbst und Winter.
❏ Ist vorbei, wenn der Mond sich einmal um die Sonne gedreht hat.

Uhr
❏ Hat ein Zifferblatt.
❏ Dient zur Auswahl von Klingeltönen.
❏ Hat Zeiger für Stunden, Minuten und Sekunden.

Hand
❏ Ist für den Geruchssinn zuständig.
❏ Hat normalerweise fünf Finger.
❏ Hat einen Daumen.

Film
❏ Hat einen Regisseur.
❏ Viele Schauspieler machen mit.
❏ Wird im Radio gesendet.

Auto
❏ Fährt auf Schienen.
❏ Hat vier Räder.
❏ Transportiert Personen und Ladung.

Bett
❏ Ist warm, gemütlich und bequem.
❏ Hat Decke und Kopfkissen.
❏ Dient zur Aufbewahrung der Kleidung.

Kunde
❏ Möchte zügig bedient werden.
❏ Ist immer freundlich und hilfsbereit.
❏ Möchte eine Ware kaufen.

Stein
❏ Hat stets eckige Form.
❏ Ist schwer.
❏ Ist sehr hart und kompakt.

Foto
❏ Kann vervielfältigt werden.
❏ Gibt es schwarzweiß oder farbig.
❏ Schaut sich die Betrachter an.

Glas
❏ Dient zur Isolierung kalter Wände.
❏ Ist durchsichtig, wenn es sauber ist.
❏ Ist leicht zerbrechlich.

Supermarkt
❏ Bietet Waren aller Art zum Kaufen an.
❏ Testet Lebensmittel auf ihre Bekömmlichkeit.
❏ Gibt es praktisch in jedem größeren Ort.

Eis
❏ Ist hart, kalt und glatt.
❏ Taut auf bei Wärme.
❏ Muss gründlich gekaut werden.

Bild
❏ Hat einen Rahmen.
❏ Hängt man sich an die Wand.
❏ Wird stets von Hand gemalt.

TEIL-GANZES-BEZIEHUNG

DURCHFÜHRUNG In dieser Förderübung geht es darum, Teile von einem Ganzen zu finden und zu benennen. Die fehlenden Wörter sind zu ergänzen. In vielen Fällen gibt es natürlich mehrere passende Möglichkeiten.

A ist das Ganze	B ist ein Teil von A
Hund	**Pfote**
Auto	
Supermarkt	
Haus	
Strand	
Bürste	
Apfel	
Handy (Telefon)	
Fahrrad	
Brille	
Bett	
Computer	
Straße	
Lampe	
Baum	
Kuli	
Fernseher	
Salat	
Tür	
Uhr	
Zimmer	
Buch	
Schrank	
Mantel	
Stuhl	
Rock (Kleid)	

WORTBILDUNG

DURCHFÜHRUNG Aus dem fett gedruckten Tätigkeitswort und dem Hauptwort soll ein zusammengesetztes Wort gebildet werden.

Paul **spart Energie** wo er nur kann.
Paul ist ein **Energie-Sparer**.

Peter **trägt** gerne **Anzug**.
Peter ist ein ...

Franz **geht** in die **Kirche**.
Franz ist ein ...

Ratten **fressen alles**.
Ratten sind ...

Viele Menschen **hören** gerne **Radio**.
Viele Menschen sind ...

Viele Männer **lesen** gerne die **Zeitung**.
Viele Männer sind ...

Der kleine Paul **sammelt** in seiner Freizeit **Briefmarken**.
Der kleine Paul ist ein ...

Herr Müller **wohnt** am liebsten in der **Stadt**.
Herr Müller ist ein …

Im Winter **laufen** viele Leute **Ski**.
Im Winter sind viele Leute …

Franz **schreibt** fleißig **Briefe**.
Franz ist ein fleißiger …

Paul **fährt** am **Wochenende** immer **heim**.
Paul ist ein …

Herr Meier **verkauft** auf der Kirmes **Lose**.
Herr Meier ist ein …

Herr Schulz **putzt** beruflich **Fenster**.
Herr Schulz ist ein …

Herr Schmidt **baut** auf seinen Feldern **Spargel** an.
Herr Schmidt ist ein …

Peter hat früher **Teller** ge**waschen**, später wurde er Millionär.
Peter war früher ein …

Franz **raucht** am liebsten **Pfeife**.
Franz ist ein …

Herr Schmitt **spielt** in seiner Freizeit **Schach**.
Herr Schmitt ist ein …

Peter **züchtet** in seinem Garten **Rosen**.
Peter ist ein …

Auf der Party **verdirbt** Fritz den anderen Gästen den **Spaß**.
Fritz ist ein …

Herr Schulz **besitzt** einen **Laden** in der Innenstadt.
Herr Schulz ist ein …

Viele Vögel **fressen** nur **Körner**.
Viele Vögel sind …

Paul **parkt** sein Auto möglichst im **Schatten**.
Paul ist ein …

Auf der Rennbahn **wettet** Franz immer auf **Pferde**.
Franz ist ein …

KOLLOKATIONEN 1

DURCHFÜHRUNG Häufig auftretende Wortkombinationen nennt man Kollokationen. Welcher Ausdruck passt am besten? Bitte ankreuzen! Manchmal gibt es mehrere Möglichkeiten.

den Müll	☒ **entsorgen**
	☒ **aufsammeln**
	❏ fließen

die Schuhe	❏ zubinden
	❏ anbraten
	❏ putzen

das Bett	❏ beziehen
	❏ verbinden
	❏ auspusten

ein Eis	❏ schlecken
	❏ lecken
	❏ abbiegen

die Kerze	❏ verbringen
	❏ nachdenken
	❏ anzünden

den Gast	❏ bewirten
	❏ einladen
	❏ anbringen

das Getreide	❏ abmähen
	❏ ausdenken
	❏ ernten

die Familie	❏ besuchen
	❏ dürfen
	❏ versorgen

die Äpfel	❏ schälen
	❏ schallen
	❏ pflücken

den Tee	❏ zufallen
	❏ aufgießen
	❏ trinken

das Kino	❏ eröffnen
	❏ besuchen
	❏ öffnen

das Flugzeug	❏ flechten
	❏ zugeben
	❏ besteigen

den Wein	❏ kosten
	❏ ausschenken
	❏ frieren

die Nachrichten	❏ nachgeben
	❏ hören
	❏ weggehen

den Wettlauf	❏ gewinnen
	❏ gießen
	❏ gelten

den Schüler	❏ einhalten ❏ zubringen ❏ anleiten

die Hose	❏ ankreiden ❏ bügeln ❏ rumpeln

das Mineralwasser	❏ bevorraten ❏ kaufen ❏ aushelfen

den Garten	❏ pflegen ❏ schlagen ❏ wässern

die Schafe	❏ scheren ❏ krempeln ❏ füttern

den Stoff	❏ lügen ❏ zuschneiden ❏ melken

den Dieb	❏ entsorgen ❏ rennen ❏ stellen

den Arzt	❏ fragen ❏ besuchen ❏ vorgehen

KOLLOKATIONEN 2

DURCHFÜHRUNG Die folgenden Sätze haben am Ende eine Lücke. Welches Wort muss (kann) ergänzt werden? Aus der Antwort, die mit einem Tätigkeitswort gegeben wird, kann man auf ein passendes Lösungswort schließen. Manchmal gibt es mehrere Lösungsmöglichkeiten.

Was macht Peter mit dem _____ ?	Lesen!
Lösung → **Buch**	

Was macht Paula mit ihren _____ ?	Schminken!
Lösung →	

Was machen die Kinder mit ihrer _____ ?	Trinken!
Lösung →	

Was machen die Leute mit ihrem _____ ?	Fahren!
Lösung →	

Was macht der Bäcker mit seinem _____ ?	Backen!
Lösung →	

Was macht der Gärtner mit den _____ ?	Züchten!
Lösung →	

Was macht der Kellner mit den _____ ?	Servieren!
Lösung →	

Was macht der Computer mit den _____ ?	Speichern!
Lösung →	

Was macht ein Auto mit dem _____ ?	Verbrauchen!
Lösung →	

Was macht der Vogel mit seinen _____ ?	Ausbrüten!
Lösung →	

Was macht der Wanderer mit seinem _____ ?	Tragen!
Lösung →	

Was macht der Schaffner mit den _____ ?	Entwerten!
Lösung →	

Was macht der Quizmaster mit den _____ ?	Fragen!
Lösung →	

Was macht der Techniker mit dem _____ ?	Reparieren!
Lösung →	

Was macht die Mutter mit ihrem _____ ?	Füttern!
Lösung →	

Was macht der Schüler mit seinem _____ ?	Schreiben!
Lösung →	

Was macht der Löwe mit seiner _____ ?	Fressen!
Lösung →	

Was macht der Arzt mit seinem _____ ?	Untersuchen!
Lösung →	

Was macht der Lehrer mit den _____ ?	Unterrichten!
Lösung →	

Was macht der Torwart mit dem _____ ?	Halten!
Lösung →	

Was macht der Kranke mit den _____ ?	Einnehmen!
Lösung →	

Was macht der Koch mit der _____ ?	Umrühren!
Lösung →	

Was macht der Musiker mit seinem _____ ?	Stimmen!
Lösung →	

VERURSACHUNG

DURCHFÜHRUNG In den Lückensätzen fehlt ein Tätigkeitswort; jeweils eines der beiden vorgegebenen Tätigkeitswörter soll ergänzt werden.

futtern – füttern	
Der Tierpfleger _____	die kleinen Eisbären.
Die Vögel _____	alle Sonnenblumenkerne weg.

trinken – tränken	
Der Bauer _____	sein Vieh auf der Weide.
Die Schüler _____	in der Pause eine Limo.

rennen - rinnen	
Der Schweiß _____	Peter von der Stirn.
Peter _____	bis er Schweiß gerät.

verschwinden - verschwenden	
Paula _____	viel Geld beim Glücksspiel.
Das Kaninchen _____	im Zylinder des Zauberers.

schmilzen - schmelzen	
Die Schokolade _____	in der heißen Sonne.
Die Arbeiter _____	das Altgold.

walzen - wälzen

Herr Müller _____ seinen frisch angelegten Rasen.

Die Studenten _____ vor der Prüfung ihre Bücher.

sinken – senken

Der Preis für Benzin _____ nicht, sondern er steigt.

Man sollte die Preise für Benzin endlich _____ .

schwimmen - schwemmen

Eine Wasserkur _____ Schadstoffe aus dem Körper.

Petra trainiert täglich, um lange Strecken zu _____ .

dringen - drängen

Dunkler Rauch _____ aus der Scheune.

Der Lehrer _____ die Schüler zur Eile.

fahren - führen

Viele Studenten _____ wochenends nach Hause.

Viele Studenten _____ einen eigenen Haushalt.

springen – sprengen

Porzellan kann bei großer Hitze _____ .

Die Stadtverwaltung lässt das alte Haus _____ .

winden – wenden
Der Fisch hängt am Haken und _____ sich.
Es ist verboten, auf der Autobahn zu _____ .

fallen – fällen
Paula stolpert und _____ hin.
Die Waldarbeiter _____ die Bäume.

saugen – säugen
Die Löwin _____ ihre Jungen.
Der kleine Peter _____ den Saft aus der Apfelsine.

biegen - beugen
Der Klempner _____ das Abflussrohr zurecht.
Der Angeklagte muss sich dem Gerichtsurteil _____ .

schwenken – schwanken
Der Betrunkene _____ im Dunkeln heimwärts.
Die Fußballfans _____ vor Begeisterung ihre Fahnen.

zwingen – zwängen
Petra _____ sich in ein viel zu enges Kleid.
Seine finanzielle Notlage _____ Paul zum Umzug.

stinken – stänkern
Einige Leute in der Firma _____ gegen den neuen Chef.
Dem Chef _____ das gewaltig.

wachen – wecken
Die Krankenschwester _____ nachts über die Patienten.
Die Krankenschwester _____ morgens die Patienten.

schallen - schellen
Petra _____ bei ihren Nachbarn an der Tür.
Das Geschrei der Kinder _____ durchs Treppenhaus.

SITUATIONEN UND AKTEURE

DURCHFÜHRUNG Zu jeder Situation gehören bestimmte Teilnehmer, bestimmte Akteure und bestimmte Gegenstände. Aus den gegebenen Möglichkeiten soll ausgewählt werden: Wer und was gehört dazu, wer und was gehört nicht dazu? Bitte nur ankreuzen, was dazu gehört; durchstreichen, was nicht dazu gehört.

Fußballspiel	
☒ Trainer	❏ Ball
❏ Tierarzt	❏ Torwart
❏ Finanzbeamter	❏ ~~Schreibkraft~~
❏ Zuschauer	❏ Schiedsrichter

Gerichtsverhandlung	
❏ Reporter	❏ Angeklagter
❏ Verteidiger	❏ Notarzt
❏ Staatsanwalt	❏ Richter
❏ Akten	❏ Frauenbeauftragte

Arztpraxis	
❏ Patient	❏ Arzthelferin
❏ Registrierkasse	❏ Chauffeur
❏ Arzt	❏ Sicherheitschef
❏ Zuschauer	❏ Erkrankung

Einkauf	
❏ Ladengeschäft	❏ Wartesaal
❏ Ware	❏ Kunde
❏ Schaufenster	❏ Preis
❏ Haushunde	❏ Verkäufer

Zug (Eisenbahn)	
❏ Fahrgäste	❏ Zugführer
❏ Schaffner	❏ Kellner
❏ Telefonist	❏ Kohlentender
❏ Speisewagen	❏ Abteile

Bank (Geldinstitut)	
❏ Filialleiter	❏ Alarmanlage
❏ Schalter	❏ Kundenberater
❏ Kassierer	❏ Tresor
❏ Kinderparadies	❏ Aquarium

Schwimmbad	
❏ Schwimmbecken	❏ Eintrittspreis
❏ Sprungbrett	❏ Bademeister
❏ Heizlüfter	❏ Umkleidekabinen
❏ Zuschauerränge	❏ Vorratskammer

Bahnhof	
❏ Tierkäfige	❏ Notstromaggregat
❏ Gleise	❏ Züge
❏ Fahrkartenschalter	❏ Wartesaal
❏ Bahnsteige	❏ Reisende

Kurort	
❏ Tanzcafé	❏ Badearzt
❏ Stehbierhalle	❏ Solebad
❏ Kurhaus	❏ Kurpark
❏ Express-Reinigung	❏ Fan-Shop

Friseur	
❏ Trockenhaube	❏ Haarschnitt
❏ Schere	❏ Haare
❏ Kurhaus	❏ Spiegel
❏ Express-Reinigung	❏ Friseur und Friseurin

Protestdemonstration	
❏ Demonstranten	❏ Sprechchöre
❏ Zeitungskiosk	❏ Polizeikordon
❏ Menschenkette	❏ Schlachtenbummler
❏ Reporter	❏ Spruchbänder, Transparente

Hotel	
❏ Tanzcafé	❏ Vorhalle
❏ Stehbierhalle	❏ Solebad
❏ Zimmerservice	❏ Rezeption
❏ Express-Reinigung	❏ Fürstensuite

Campingplatz	
❏ Mücken	❏ Badesee
❏ Grill	❏ Notunterkünfte
❏ Skilehrer	❏ Wohnmobil
❏ Kiosk	❏ Liegestuhlvermietung

Hochschule (Universität)	
❏ Fensterplatz	❏ Bibliothek
❏ Lesesaal	❏ Professoren
❏ Raucherraum	❏ Institut
❏ Wohnheim	❏ Studenten

Damenmodegeschäft

❏ Umkleidekabinen	❏ Passanten
❏ Sonderangebote	❏ Verkäuferin
❏ Kostüme	❏ Blusen
❏ Frauenbeauftragte	❏ Clubraum

Baustelle

❏ Architekt	❏ Bauarbeiter
❏ Frühstückspause	❏ Ampel
❏ Bagger	❏ Gerüst

Restaurant

❏ Restaurantgäste	❏ Feuerlöscher
❏ Speisekarte	❏ Kellner
❏ Sandsäcke	❏ Bestellung

Supermarkt

❏ Warenregale	❏ Fleisch- und Wursttheke
❏ Kühltheke	❏ Getränkemarkt
❏ Notausgang	❏ Rednerpulte

Kinderspielplatz

❏ Schaukel	❏ Versicherungsbüro
❏ Sandkasten	❏ Sitzbänke
❏ Kuchenförmchen	❏ Rutschbahn

Autohaus mit Werkstatt

❏ Autoverkäufer	❏ Werksmeister
❏ Vorführwagen	❏ Reisekoffer
❏ Ausschank	❏ Autoprospekte
❏ Hebebühne	❏ Hochsitz

WELCHE TÄTIGKEIT PASST NICHT DAZU?

DURCHFÜHRUNG Am Satzende fehlt jeweils das Tätigkeitswort. Aus den drei vorgegebenen Möglichkeiten ist ein passendes (manchmal zwei) auszuwählen.

Herr Müller möchte sein altes Auto …	☒ **verkaufen** ☐ kochen ☒ **waschen**
In der Mittagspause würde Peter am liebsten ein Viertelstündchen …	☐ schlafen ☐ knirschen ☐ lagern
Paulas selbst gezogene Rosen im Garten wollen einfach nicht …	☐ schmeißen ☐ gießen ☐ blühen
Der kleine Peter mag es gerne, wenn die Limo im vollen Glas …	☐ zischt ☐ sprudelt ☐ matscht
Die Verwandten möchten auf dem Familienfest ihre Urlaubsfotos …	☐ vergrößern ☐ beißen ☐ zeigen
Die Kühe stehen auf der Wiese und …	☐ grasen ☐ melken ☐ waschen
Man darf nicht alles glauben, was in der Zeitung …	☐ schreibt ☐ locht ☐ steht

Manchmal muss man in den sauren Apfel ...	❏ beißen ❏ schälen ❏ knöpfen

Frau Müller möchte ihren kaputten Staubsauger ...	❏ grüßen ❏ entsorgen ❏ reparieren

Peter und Paula bringen ihr Geld zur Bank, um es zu ...	❏ vervielfältigen ❏ sparen ❏ wuseln

Empfindliche Blumen darf man nicht zu oft ...	❏ gießen ❏ pflücken ❏ wälzen

Die Ärzte müssen den Patienten notfallmäßig...	❏ operieren ❏ filtrieren ❏ versorgen

Herr Müller muss seine Steuererklärung ...	❏ einreichen ❏ ausfüllen ❏ umziehen

In den Ferien liegt Paula am Strand, um sich zu ...	❏ sonnen ❏ bräunen ❏ naschen

Der Pilot steht mit dem Flugzeug auf der Rollbahn und möchte ...	❏ starten ❏ abheben ❏ stechen

Der Musiklehrer möchte das Klavier vor dem Unterricht ...	❏ summen ❏ stemmen ❏ stimmen

Die Eintracht muss das nächste Spiel gegen den FC ...	❏ spannen ❏ gewinnen ❏ drücken

Petra versucht ihr Kreuzworträtsel zu ...	❏ lösen ❏ backen ❏ tüfteln

Peter und Paula möchten mit ihrer Yacht um die Welt ...	❏ sorgen ❏ reisen ❏ segeln

Die spielenden Kinder sollen im Garten nicht so ...	❏ lähmen ❏ lärmen ❏ dümpeln

Wegen des Streiks müssen die Reisenden auf dem Flughafen ...	❏ verbringen ❏ übernachten ❏ wissen

Vor dem Essen, nach dem Essen soll man sich die Zähne ...	❏ würfeln ❏ putzen ❏ ölen

Mittags um zwölf hört man die Glocken ...	❏ schellen ❏ parken ❏ läuten

MEHRDEUTIGKEIT

DURCHFÜHRUNG Es geht um mehrdeutige Wörter. Die folgenden Wörter haben mehr als eine Bedeutung. Eine Bedeutung ist angegeben. Nur in Stichworten soll ergänzt werden, welche Bedeutung(en) es noch gibt. Bei Bedarf kann auch einmal ein Wörterbuch oder Lexikon zum Nachschlagen benutzt werden!

Bank
Eine **Bank** ist ein **Geldinstitut!** Aber das ist nicht alles: Was kann **Bank** noch bedeuten?
Bank zum Sitzen!

Mühle
In einer *Mühle* wird Getreide gemahlen. Was kann *Mühle* noch bedeuten?

Leiter
Leiter ist jemand, der z.B. Chef einer Abteilung ist. Was kann *Leiter* noch bedeuten?

Flügel
Ein *Flügel* ist ein Teil eines größeren Gebäudes, z.B. eines Palastes. Was kann *Flügel* noch bedeuten?

Decke

Mit einer *Decke* kann man sich nachts zudecken, damit man nicht friert. Was kann *Decke* noch bedeuten?

Ampel

In einer *Ampel* kann man Topfblumen dekorativ aufhängen. Was kann *Ampel* noch bedeuten?

Hering

Ein *Hering* ist ein kleiner Metallpflock, mit dem man ein Zelt im Erdboden befestigen kann (und muss!). Was kann *Hering* noch bedeuten?

Kiefer

Die *Kiefer* ist ein Nadelbaum. Was kann *Kiefer* noch bedeuten?

Läufer

Ein *Läufer* ist eine wichtige Figur im Schachspiel. Was kann *Läufer* noch bedeuten?

Birne

Eine *Birne* ist ein wohlschmeckendes Stück Obst, das am Baum wächst. Was kann *Birne* noch bedeuten?

Fliege
Eine *Fliege* ist ein lästiges Insekt, das durch die Wohnung summt. Was kann *Fliege* noch bedeuten.

Fuchs
Ein *Fuchs* ist ein schlauer, älterer Mensch. Was kann *Fuchs* noch bedeuten?

Zug
Ein *Zug* ist ein unangenehmer, meist kalter Lufthauch. Was kann *Zug* noch bedeuten?

Tafel
Als *Tafel* bezeichnet man die Versorgung bedürftiger Personen mit Lebensmitteln. Was kann *Tafel* noch bedeuten?

Quark
Man bezeichnet es als *Quark*, wenn jemand Unsinn redet. Was kann *Quark* noch bedeuten?

Dame
Dame ist ein Brettspiel mit weißen und schwarzen Spielsteinen. Was kann *Dame* noch bedeuten?

Note
Noten von eins bis sechs verteilt der Lehrer in der Schule. Was kann *Note* noch bedeuten?

Satz
Ein *Satz* ist ein Abschnitt beim Tennisspiel. Was kann *Satz* noch bedeuten?

Messe
Eine *Messe* ist ein Gottesdienst in der Kirche. Was kann *Messe* noch bedeuten?

Feder
Mit einer *Feder* hat man früher einmal geschrieben. Was kann *Feder* noch bedeuten?

Krone
Eine *Krone* ist die Spitze eines Laubbaumes. Was kann *Krone* noch bedeuten?

Mutter
Eine *Mutter* ist das meist sechseckige Gegenstück zu einer Schraube. Was kann *Mutter* noch bedeuten?

Brücke
Mit einer *Brücke* füllt der Zahnarzt eine Lücke im Gebiss. Was kann *Brücke* noch bedeuten?

Raupe
Eine *Raupe* ist eine Baumaschine, die auf Ketten fährt und für Erdarbeiten eingesetzt wird. Was kann *Raupe* noch bedeuten?

Strom
Ein *Strom* ist ein großer Fluss. Was kann *Strom* noch bedeuten?

Tau
Ein *Tau* ist ein dickes Seil, das z.B. auf Schiffen verwendet wird. Was kann *Tau* noch bedeuten?

HAUPTWORT UND TÄTIGKEITSWORT

DURCHFÜHRUNG Welches Tätigkeitswort aus der rechten Spalte passt zu welchem Hauptwort aus der linken Spalte? In fast allen Fällen gibt es nur eine Möglichkeit!

Hauptwort		Tätigkeitswort
Dank		brechen
Kopf		halten
Fuß		geben
Maß		malen
Klavier		stehen
Rad		fasten
Staub		spielen
Haus		**sagen**
Alkohol		stehen
Wort		kauen
Ball		fassen
Gas		saugen
Maschine		halten
Wasser		fahren
Schlange		machen
Fingernägel		reiten
Bahn		schreiben
Blut		fassen
Wellen		saugen
Essen		spielen
Mund		treten

ALLES MIT ARBEIT

DURCHFÜHRUNG Es gibt viele zusammengesetzte Hauptwörter mit {-arbeit} als zweitem Bestandteil. Die Wörter sollen einem der unten aufgeführten Bedeutungsbereiche zugeordnet werden. *Kurzarbeit* bezieht sich darauf, dass nur *ein Teil der normalen Arbeitszeit* gearbeitet wird; *Kurzarbeit* gehört also in den Bedeutungsbereich *Zeit*. *Waldarbeit* gibt an, *wo* gearbeitet wird; also gehört es in den Bedeutungsbereich *Ort*. Es ist immer der erste Bestandteil des Wortes, der die gewünschte Auskunft gibt.

Fleißarbeit, Dacharbeit, Pflichtarbeit, Feinarbeit, Prüfungsarbeit, Schwarzarbeit, Handarbeit, Kinderarbeit, Näharbeit, Beziehungsarbeit, Trauerarbeit, Lohnarbeit, Waldarbeit, Aushilfsarbeit, Kleinarbeit, Landarbeit, Mäharbeit, Zeitarbeit, Knochenarbeit, Tischlerarbeit, Schichtarbeit, Nachtarbeit, Hausarbeit, Akkordarbeit, Gartenarbeit, Waldarbeit, Häkelarbeit, **Kurzarbeit**, Heimarbeit, Feldarbeit, Sonntagsarbeit, Qualitätsarbeit, Laubsägearbeit, Kopfarbeit, Beinarbeit, Leiharbeit, Bastelarbeit, Klebearbeit, Hohlarbeit, Holzarbeit, Zwangsarbeit, Strafarbeit, Lagerarbeit, Lebensarbeit, Notarbeit, Pfuscharbeit, Drecksarbeit, Straßenarbeit, Grünarbeit, Diplomarbeit.

Zeit	
Kurzarbeit	

Ort	
Waldarbeit	

Art und Weise	
Fleißarbeit	

Ziel	
Diplomarbeit	

„Sonstiges"	

SPRECHEN

DURCHFÜHRUNG Die folgende Tabelle enthält eine Vielzahl von Tätigkeitswörtern, die mit *sprechen* tun haben. Aber: Es gibt einige Ausnahmen. Einige Tätigkeitswörter sind fehl am Platz. Alle Tätigkeitswörter, die nichts mit *sprechen* zu tun haben, sollen durchgestrichen werden.

sprechen		
schildern	reden	~~kauen~~
berichten	quatschen	antworten
sagen	küssen	fragen
bitten	auffordern	entgegnen
flüstern	labern	schwätzen
keifen	beißen	rufen
behaupten	plaudern	quietschen
witzeln	murren	brummen
schwadronieren	quatschen	miezen
plappern	schwafeln	lügen
fummeln	tratschen	tuscheln
faseln	fingern	plauschen
mosern	schimpfen	knatschen
flunkern	streuen	nuscheln
quaken	unken	brabbeln
schnarren	meckern	schnurren
anpflaumen	lallen	knutschen
gnitschen	motzen	murmeln
fluchen	mäkeln	rüffeln
tadeln	geißeln	lispeln

Gibt es noch mehr Wörter zum Thema ***sprechen***?

POSITIONALE VERBEN

DURCHFÜHRUNG In den Lückensätzen fehlt ein Tätigkeitswort, das ergänzt werden soll: entweder *sitzen*, *stehen* oder *liegen*. In den Förderübungen mit Lückensätzen werden die unterschiedlichen Bedeutungen dieser Verben erfasst: vertikale und horizontale Ausrichtung, figurative Bedeutungen und Sprichwörtliches.

stehen
Mitten in Frankfurt ___ ein neues Bankenhochhaus.
Peter ___ an der Bushaltestelle und wartet.
Auf dem Tisch ___ eine Flasche Apfelsaft.
Die Sonne ___ hoch am Himmel.
Paul ist so betrunken, er kann nicht einmal mehr ___ .
Auf dem Hof des Gebrauchtwagenhändlers ___ viele Autos.
Am Ortseingang ___ ein Hinweisschild.
Die Wörterbücher ___ griffbereit im Regal.
Die Kühe ___ beim Bauern zum Melken im Stall.
Der Pfarrer ___ oben auf der Kanzel und predigt.

liegen
Das Matterhorn ___ in den Schweizer Alpen.
Der neue Perserteppich ___ im Flur.
Das Baby ___ im Bett und schläft.
Das Schiff ___ im Hamburger Hafen und wird entladen.
Der neue Patient ___ auf Zimmer 17.
Köln ___ im Rheinland.
Das Hotelzimmer von Herrn Müller ___ auf der 4. Etage.
Um neun Uhr abends ___ die kleinen Kinder im Bett.
Die Briefe ___ zur Abholung im Briefkasten.
Beim Arzt im Wartezimmer ___ Zeitschriften für die Patienten.

sitzen	
Der Vogel	auf dem Baum.
Die Maus	in der Falle.
Unser Nachbar	im Gefängnis.
Das neue Kleid	sehr gut.
Herr Müller	auf seinem Geld.
Die Firma Schmidt & Co.	in Hamburg.
Die Soldaten kommen nicht weiter; sie	fest.
Die Schüler lernen die Englisch-Vokabeln, bis sie	.
Peter lässt seine Freundin	.
Peter lässt die ältere Dame in der Straßenbahn auf seinem Platz	.

stehen, liegen	
Der 1. FC	selten an der Spitze der Fußballbundesliga.
Der Goldpreis	zurzeit so hoch wie noch nie.
Der Planet *Pluto*	weit abseits von den anderen Planeten.
Der Buchstabe **A**	ganz oben im Alphabet.
Frankfurt	südlich von Kassel, aber nördlich von Darmstadt.
Der Termin für die Besprechung mit dem Chef um 8.00 Uhr	vor der Betriebsversammlung um 10.00 Uhr.
Viele Schüler	in Mathe und Physik nicht so gut wie in Deutsch und Englisch.
Der Weltrekord im Hundertmeterlauf	bei 9,58 Sekunden.
Wenn der kleine und der große Zeiger beide auf der Zwölf , dann ist Mittag.	
Zur Halbzeit	die Eintracht mit zwei Toren vor dem FC.

Tisch	
Die Familie	am Tisch.
Das Essen	auf dem Tisch.
Der Kaffee	auf dem Tisch.
Das Besteck	auf dem Tisch.
Die Zeitung	auf dem Tisch.
Die Tischdecke	auf dem Tisch.
Der Wecker	auf dem Tisch.
Die Armbanduhr	auf dem Tisch.
Das Baby	auf dem Wickeltisch.
Die Katze	auf dem Tisch.

stehen	
Die Ärzte	ratlos vor dieser neuen Seuche.
Die Kirche	mitten im Dorf.
Der FC	in der Fußball-Bundesliga ganz oben.
Manche Männer	den ganzen Tag unter Strom.
Der Kanzler	mit seiner Meinung für die ganze Regierung.
Die Kurse für Rohstoff-Aktien	zurzeit sehr hoch.
Frische Milch	immer ganz oben auf meiner Einkaufsliste.
Die Schüler	an der Bushaltestelle und warten.
Bei Hochwasser	das Wasser in vielen Kellern mehrere Meter hoch.
Für die Pleite unserer Firma	der Chef in der Verantwortung.

Bahnhof - sitzen, stehen, liegen	
Der Bahnhof	etwas außerhalb unserer Stadt.
Das Gebäude	an der Südseite des Bahnhofsvorplatzes.
Das Parkhaus	unter dem Bahnhof.
Die Türen am Haupteingang	immer offen.
Woran das	, weiß man nicht.

Bahnhof - sitzen, stehen, liegen	
In der Bahnhofshalle	viele Leute und warten.
Ein Obdachloser	auf dem Boden und schläft.
Einige Leute	auf den Bänken und lesen, was in der Zeitung .
Auf Gleis 1 sich nicht mehr dreht; es	ein beschädigter Waggon, dessen Hinterrad fest. Zwei Mechaniker bäuchlings auf dem Bahnsteig und versuchen die Schrauben zu lösen.
Ein Fahrgast nicht pünktlich.	ratlos vor dem Fahrplan; sein Zug kommt
Das fest.	an einem Schaden in der Oberleitung: der Zug
Vielen Reisenden Bahnsteig 2	das Geld locker in der Tasche. Auf dem ein Kiosk, an dem man alles kaufen kann.
Auf Gleis 3 Leute	ein Zug zur Abfahrt bereit, in dem schon viele .
Auch der Schaffner was im Streckenplan	noch in seinem Abteil und liest nach, .
Der Zug fährt nach Frankfurt; das	am Main.

Redewendungen - sitzen, stehen, liegen	
Peter	die Angst im Nacken.
Paula	mit einem Bein im Gefängnis.
Petra und Paul	ihrer Familie auf der Tasche.
Mit Peters Ausbildung	es nicht zum Besten.
Paula	finanziell ganz schön in der Klemme.
Petra	mit ihren Nachbarn im Streit.
Mit seiner Meinung	Paul zwischen allen Stühlen.
Der neue Hut	Paula gut zu Gesicht.
Petra hat ihren Ex-Freund auf der Party links gelassen.	
Paula merkt es genau: es	Ärger in der Luft.

Sprichwörter - sitzen, stehen, liegen

In der Kürze	die Würze.
Wir	alle in einem Boot.
Peter und Paul	mit dem Rücken zur Wand.
Da	der Hase im Pfeffer.
Auf einem Bein kann man nicht	.
Sitzen ist besser als	, liegen ist besser als .
Paul	am längeren Hebel.
Petra	das Wasser bis zum Hals.
Wer im Glashaus	, soll nicht mit Steinen werfen.
Wie man sich bettet, so	man.

sitzen, stehen, liegen

Beide Zeiger der Uhr	auf der Zwölf.
In Peters Brief	nur Gutes über Paula, denn ihm sehr viel an ihr.
Die Rechenaufgaben für die Schüler	an der Tafel.
Der Chef der Bank	im obersten Stockwerk.
Die Gäste im Spielkasino	auf ihrem Geld.
Bei einem guten Handwerker	jeder Handgriff.
Direktor Meier	im Aufsichtsrat einer Großbank.
Der Obsthändler bleibt auf seinen Bananen	.
Paula	auf Sonnenbädern; deshalb sie den ganzen Tag am Strand.
Wenn etwas schief geht,	es nicht an mir.

TÄTIGKEITSWÖRTER DER FORTBEWEGUNG

DURCHFÜHRUNG Es gibt eine Menge von Tätigkeitswörtern, die die verschiedenen Arten der menschlichen Fortbewegung bezeichnen. Charakteristisch für diese Tätigkeitswörter ist, dass sie ganz unterschiedliche Merkmale der Fortbewegung hervorheben. Ausgehend von den drei „Basis"-Bezeichnungen für Gangarten, nämlich *gehen*, *rennen* und *springen* (s. Dodge & Lakoff 2005), sollen zunächst die vorgegebenen Tätigkeitswörter zugeordnet werden. Anschließend geht es darum, die Lückensätze mit den passenden Tätigkeitswörtern zu ergänzen.

bummeln, hüpfen, latschen, gehen, rennen, wandern, eilen, laufen, tigern, tapsen, stapfen, stolpern, flitzen, trödeln, eiern, spazieren, torkeln, hinken, schleichen, stampfen, humpeln, marschieren, poltern, stolzieren, watscheln, hoppeln, sprinten, huschen, hopsen, stürmen.

gehen	rennen	springen

Besonderheiten + Ausnahmen

Der Angler _____ durch das Wasser.	❏ torkelt ❏ eiert ❏ watet
Der Sohn von Müllers _____ mit lautem Krach die Treppe herunter.	❏ poltert ❏ wandert ❏ tigert
Petra _____ und fällt hin.	❏ tappst ❏ eilt ❏ stolpert
Mit seinem Gipsbein _____ Peter zum Arzt.	❏ latscht ❏ hinkt ❏ schreitet
Ganz in Weiß _____ die Braut zum Altar.	❏ schreitet ❏ stampft ❏ flitzt
Der Weihnachtsmann _____ durch den tiefen Schnee.	❏ torkelt ❏ eiert ❏ stapft
Petra und Paula _____ gemeinsam durch die Fußgängerzone zum Einkaufen.	❏ schleichen ❏ trödeln ❏ bummeln

Wenn die Schulglocke ertönt, _____ Schüler und Lehrer in ihre Klassen.	❑ taumeln ❑ watscheln ❑ eilen

Die kleine Petra kommt jeden Tag zu spät zur Schule, weil sie unterwegs so _____.	❑ stolpert ❑ trödelt ❑ spaziert

Die Katze _____ übers Feld und lauert auf eine Maus.	❑ schleicht ❑ hoppelt ❑ tigert

Die Soldaten _____ den ganzen Tag, um ihre Kaserne zu erreichen.	❑ latschen ❑ eiern ❑ marschieren

Vor Freude über den Lottogewinn _____ Peter von einem Bein aufs andere.	❑ humpelt ❑ hüpft ❑ wandert

Petra muss nicht mit dem Auto fahren, sie kann zur Arbeit _____.	❑ laufen ❑ flitzen ❑ stapfen

Sonntags nachmittags _____ die Müllers in Ruhe durch den Stadtpark.	❑ spazieren ❑ marschieren ❑ stolpern

Der Boxer trifft seinen Gegner so hart am Kopf, dass er durch den Ring _____.	❑ taumelt ❑ watschelt ❑ eilt

Die Klasse 5 der Hauptschule _____ mit den Lehrern durch das Naturschutzgebiet.	❑ hüpft ❑ wandert ❑ schleicht

Die Hundert-Meter-Läufer _____ in wenigen Sekunden über die Rennbahn.	❏ huschen ❏ sprinten ❏ stampfen
Die Kinder _____ und _____ auf dem Trampolin herum.	❏ hopsen ❏ wandern ❏ hüpfen
Nach dem Schlusspfiff _____ die begeisterten Fußballfans das Spielfeld.	❏ stürmen ❏ hüpfen ❏ schleichen
Spät in der Nacht _____ der Betrunkene aus der Kneipe nach Hause.	❏ torkelt ❏ stolziert ❏ humpelt

SAUBER UND SCHMUTZIG

DURCHFÜHRUNG Welche Bedeutung haben die folgenden kurzen Ausdrücke mit *sauber* und *schmutzig*? Bedeutet *sauber* immer *sauber* und *schmutzig* immer *schmutzig*?

sauber / schmutzig	Stichwort / Bedeutung
schmutzige Drogen	Drogen, die mit gefährlichen Schadstoffen verlängert werden
sauberes Wasser	Wasser, das den Vorschriften für Trinkwasser entspricht
ein sauberer Sport	
schmutzige Geschäfte	
eine saubere Weste	
ein schmutziges Spiel	
ein sauberes Hemd	
ein sauberer Beamter	
schmutziges Geld	
eine saubere Sache	
ein schmutziger Witz	
ein sauberer Bursche	
ein sauberes Hotel	
ein schmutziges Kind	
eine saubere Wohnung	
der saubere Herr Sohn	
ein schmutziger Krieg	
ein sauberes Auto	
ein sauberes Kleid	
eine schmutzige Affäre	
ein sauberer Betrug	
schmutzige Hände	

SZENEN

DURCHFÜHRUNG Im Mittelpunkt dieser Förderübung stehen bestimmte Szenen und Orte. Dazu werden mehrere Schlüsselbegriffe als Orientierungshilfe vorgegeben. Anhand dieser Schlüsselbegriffe ist nach Leitfragen vorzugehen: Was gehört dazu? Wer gehört alles zum *Personal*? Welche verschiedenen *Abteilungen* gibt es? Was wird z.B. in einer *Damenabteilung* alles angeboten? Wo überall kann man auf einer Wanderung *Rast* machen u.v.m. In allen Fällen gibt es eine Vielzahl von Lösungsmöglichkeiten. Die Bearbeitung dieser Förderübung findet in erster Linie als ein Gespräch zwischen Helfer und Übungspartner über die jeweiligen Vorgaben statt. Die Vorgaben, z.B. *Personal* oder *Damenabteilung*, fungieren als thematische „Anker" im Gespräch. Es bietet sich an, diese Gespräche unter Nutzung der eigenen Aktivitäten und Erfahrungen des Übungspartners zu gestalten. Die angebotenen Lösungsvorschläge dienen zur Anregung und sollten während der Übung natürlich abgedeckt werden.

Weihnachten	
Weihnachtsschmuck	Tannenbaum, Weihnachtskugeln, Lametta
Leckereien	Nüsse, Printen, Marzipankartoffeln
Geschenke	…
	…
Lieder und Gedichte	Von drauß vom Walde komm ich her; Ihr Kinderlein kommet; Oh Tannenbaum
Familienbesuche	Geschwister, Onkel und Tante, Kinder

Bitte ergänzen! Was passt dazu? Was findet man alles in einem Bekleidungsgeschäft?

Bekleidungsgeschäft	
Damenabteilung	Blusen, Röcke, Kleider
Herrenabteilung	Hosen, Saccos, Anzüge
Anprobe	Spiegel, Kabine, Vorhang
Lage	Fußgängerzone, City-Center
Personal	Kassiererin, Verkäuferin, Filialleiterin

Baustelle	
Baumaschinen	Raupe, Kran, Bagger, Presslufthammer
Handwerker	Maurer, Zimmerleute, Dachdecker
Baumaßnahme	Bürohaus, Wohnhaus, Geschäftszentrum
Firmen	Bauunternehmer, Geldgeber, Handwerker
Baumaterialien	Beton, Fenster, Steine, Dachlatten

Kurort	
Lage	Waldgebiet, Quellengebiet
Heilmittel	Sole, Kräuter, Bäder, Heilschlamm, Sauna
Kurgäste	Senioren, Erholungsbedürftige
Lokale	Speiserestaurant, Tanzcafé
Anwendungen	Massagen, Gymnastik, Wassertreten

Möbelhaus	
Abteilungen	Küchenabteilung, Polsterabteilung, Schnäppchenmarkt
Service	Planung, Beratung, Lieferung, Aufbau
Imbiss	Tagesgericht, halbes Hähnchen, Erbsensuppe
Parkmöglichkeiten	Parkhaus, Parkplatz
Personal	Fachberater, Kassiererin, Möbelpacker

Wald	
Bewuchs	Bäume, Buschwerk, Pilze
Tiere	Rehe, Hasen, Wiesel
Waldbenutzer	Wanderer, Jäger, Radler
Landschaft	Hügel, Täler, Plateau

Supermarkt	
Abteilungen	Obstabteilung, Fleischtheke, Käsetheke
Durchsagen	Frau X, bitte 331! 23 bitte 11!
Personal	Kassiererin, Verkäuferin, Marktleiterin
Gemüseabteilung	Kohl, Salate, Spargel
Kühlregal	Joghurt, Butter, Milch, Frischkäse

Gaststätte	
Räumlichkeit	Theke, Schankstube, Saal
Speisekarte	Imbiss, Vorspeise, Hauptgericht, Dessert, Schneller Teller
Gäste	Stammgäste, Trinker, Touristen
Getränke	Bier, Wein, Limonaden, Säfte

Krankenhaus	
Fachgebiete	Innere Abteilung, Geburtshilfe, Notaufnahme
Personal	Pfleger, Ärzte, Schwestern, Pförtner
Zimmer	Einbettzimmer, Zweibettzimmer,
Cafeteria	Kaffee + Kuchen, Getränke, Süßwaren
Anmeldung	Nummer ziehen, Klebetiketten, Aufnahmeschein

Schulunterricht	
Fächer	Deutsch, Rechnen, Erdkunde
Lehrer	Fachlehrer, Sportlehrer, Direktor
Schüler	Grundschüler, Hauptschüler, Wiederholer
Unterrichtsräume	Fachräume, Turnhalle
Aufgaben	Rechenaufgaben, Nacherzählung, Übersetzung

Dampfschiffahrt	
Schiff	Ausflugsboot, Passagierschiff
Kabine	Innenkabine, Außenkabine
Aussicht	Aussichtsdeck, Brücke, Münzfernglas
Schiffsrestaurant	Speisekarte, Kellner, Kapitänstisch
Landausflüge	Besichtigung, Shopping-Tour

Wanderung	
Vorbereitungen	Rucksack packen, Strecke planen
Strecke und Ziele	Sehenswürdigkeiten, Schutzhütte, Abkürzung
Rastplatz	Lichtung, Berglehne, Hügelkuppe
Gepäck	Rucksack, Wanderstock, Trinkflasche
Proviant	Energy-Drink, Riegel, Obst, belegte Brote

Friseursalon	
Einrichtung	Spiegel, Frisierstuhl, Trockenhaube
Frisuren	Salonschnitt, Bubikopf, Bob, Dauerwelle
Personal	Friseurin, Praktikantin
Wartebereich	Zeitungen, Frisurenkatalog, Werbeprospekte

Kunstmuseum	
Gebäude	Flachbau, Glaspalast, Altbau
Ausstellungsstücke	Statuen, Gemälde, Schnitzereien
Museums-Shop	Bildbände, Poster, Fachbücher, Nippsachen
Besucher	Kunstbegeisterte, Touristen, Schulklassen
Museums-Café	Kaffee, Tee, Cappuccino, Kakao

Arztpraxis	
Lage	Ärztehaus, Zentrum, Klinik
Personal	Ärzte, Arzthelferin
Ausstattung	Ultraschall, Blutdruckmessgerät, Spritzen
Formulare	Krankenschein, Überweisung
Medikamente	Schmerzmittel, Salben, Tropfen

Städtisches Entsorgungszentrum	
Müllsorten	Papiermüll, Kompostmüll, Restmüll
Öffnungszeiten	täglich außer samstags
Gebühren	1,60€ pro Kilo Müll
Wiederverwertbares	Altpapier, Metallabfälle, Elektroschrott

Sportplatz	
Lage	Sportzentrum
Ausstattung	Laufbahn, Sprunggrube, Rasenplatz
Zuschauer	Schlachtenbummler, Vereinsmitglieder, Besucher
Wettkämpfe	Sprint, Weitsprung, Fußball

Kirmes, Kerb, Kirchweih	
Besucher	Kinder, Erwachsene, Vergnügungssüchtige
Fahrgeschäfte	Karussell, Raupe, Riesenrad
Nahrhaftes	Gebrannte Mandeln, Bratwürstchen, Crepes
Buden	Losbuden, Schießbuden, Wurstbuden

Getränkemarkt	
Ausstattung	Regale, Kühlschränke
Anti-Alkoholisches	Saft, Limonade, Wasser
Alkoholika	Biere, Weine, Schnäpse
Lage	Einkaufszentrum, Gewerbegebiet

Bahnhof	
Ausstattung	Bahnsteige, Warteräume, Zeitschriftenladen,
Reisende	Touristen, Geschäftsleute, Urlauber
Gepäck	Koffer, Taschen, Trolleys, Rucksäcke
Züge	Intercity, Bummelzug, Regionalzug

Flughafen	
Lage	Stadtrand
Kontrollen	Gepäck, Röntgen, Personen, Tickets
Fluggäste	Urlauber, Geschäftsreisende
Flugzeuge	Jet, Sportflugzeug, Helikopter
Geschäfte	Tax-Free-Shop, Modegeschäft

Autobahnraststätte	
Rastplatz	Wiese, Spielplatz, Sitzbänke und Tisch
Restaurants	Speiselokal, Schnellimbiss
Tankstelle	Super, Diesel, Autobahnkarten
Menschen	LKW-Fahrer, Urlaubsreisende, Kinder

Tanzlokal	
Einrichtung	Bühne, Tische, Stühle, Tanzboden, Licht
Musik	Tanzmusik
Speisen und Getränke	Cocktails, kalte Drinks, Pizza-Brot

MASSKONSTRUKTIONEN

DURCHFÜHRUNG Die ersten Spalten enthalten verschiedene Mengenbegriffe; die zweiten Spalten enthalten verschieden Substanzbezeichnungen, z.B. für Getränke, Materialien, Lebensmittel usw. Alle Begriffe sind bunt durcheinander gewürfelt. Was gehört zusammen? Z.B. *Schachtel* gehört zu *Streichhölzer*. Dann erhält man den Ausdruck *eine Schachtel Streichhölzer*.

ein / eine	
Schachtel	Suppe
Knäuel	Kaffee
Würfel	Bier
Beutel	Draht
Stoß	**Streichhölzer**
Glas	Zeitungen
Teller	Zucker
Eimer	Holz
Rolle	Wolle
Stapel	Wasser
Kanne	Zitronen

ein / eine	
Schluck	Schafe
Tüte	Schuhe
Schaufel	Brot
Schnitte	Milch
Dose	Kartoffeln
Herde	Ölsardinen
Strauß	Bonbons
Fass	Sand
Sack	Wein
Paar	Wasser

ein / eine	
Ballen	Wölfe
Stück	Leute
Kasten	Sand
Bündel	Soldaten
Rudel	Fleisch
Kiste	Heu
Haufen	Frühlingsblumen
Trupp	Bier
Sortiment	Benzin
Kanister	Knöpfe

ein / eine	
Tube	Erdbeereis
Palette	Papier
Satz	Tinte
Bogen	Vögel
Säckchen	Bananen
Patrone	Zahncreme
Schwung	Dosenbier
Karton	Diamanten
Schwarm	Buntstifte
Kugel	Wein

ZUORDNUNG VON ROLLEN

DURCHFÜHRUNG Verschiedene Leute, Tiere oder Sachen erfüllen unterschiedliche Rollen, haben unterschiedliche Aufgaben oder unterschiedliche Funktionen. Die vorgegebenen Lösungsvorschläge sind nur als Anregungen zu verstehen und während der Bearbeitung der Förderübung abzudecken. In allen Fällen gibt es mehrere Möglichkeiten! Der Helfer steuert seinen Übungspartner mit gezielten Fragen durch diese Förderübung: Wie nennt man die Leute, die in einem Baumarkt einkaufen? Wie nennt man die Gegenstände, die zum Verkauf angeboten werden? Wie nennt man die Geschäfte, in denen Baumaterialien verkauft werden?

Der Heimwerker kauft einen Handbohrer im Baumarkt.		
der Heimwerker	ein Handbohrer	Baumarkt
Kunde, Käufer	**Ware**	**Verkäufer, Lieferant**

Der Caféhausbesucher setzt sich mit seiner Zeitung ans Fenster.		
Caféhausbesucher	Zeitung	Fenster
Kunde	Lektüre	Lieblingsplatz

Die Hutverkäuferin rückt der Dame den Sommerhut zurecht.		
Hutverkäuferin	Dame	Sommerhut
Verkäuferin	Kundin	Ware

Das Eichhörnchen trägt die Nuss in sein Baumversteck.		
Eichhörnchen	Nuss	Baumversteck
Sammler	Beute, Vorrat	„Wohnung", Nest

Der Wald bietet den Wanderern Spazierwege, Picknick-Plätze und ein erholsames Naturerlebnis.		
Wald	Wanderer	Spazierwege, Picknick-Plätze, Naturerlebnis
Natur	Waldbenutzer	Attraktionen, Anreize

Die Touristen besichtigen den Frankfurter Römer.		
Touristen	Frankfurt	Römer
Besucher	Reiseziel	Sehenswürdigkeit

Die Mieter streichen die Wände im Flur mit weißer Farbe.		
Mieter	Wände im Flur	Farbe
Akteure, Handelnde	Ort	Arbeitsmaterial

Der Mann pflegt seinen Hut mit einer weichen Bürste.		
Mann	Hut	Bürste
Hutträger	Kopfschutz	„Werkzeug"

Paula besucht das Museum mit Peter.		
Paula	Museum	Peter
Hauptperson	Ziel	Freund, Begleiter

Das Abo der Tageszeitung kostet 25 Euro pro Monat.		
Abo Tageszeitung	25 Euro	Monat
Ware	Preis	Zeitraum

Der kleine Peter geht mit Bauchschmerzen in die Schule.		
der kleine Peter	Bauchschmerzen	Schule
Schüler	Beschwerden	Ziel

Die Druckerei liefert die Kalender fürs neue Jahr aus.		
Druckerei	Kalender	neues Jahr
Lieferant	Ware	Zeitraum

Die Müllers reisen mit dem Zug von Hamburg nach München.		
Hamburg	München	Zug
Start	Ziel	Beförderungsmittel

Die Post befördert Briefe nach Übersee mit dem Flugzeug.		
Post	Briefe nach Übersee	Flugzeug
Beförderungsunternehmen	Frachtgut	Transportmittel

Der Anwalt übergibt seinem Mandanten das Gerichtsurteil.		
Anwalt	Mandant	Gerichtsurteil
Rechtsbeistand	Beklagter	Entscheidung

Im Bahnhofswartesaal gab es eine Schlägerei unter Betrunkenen.		
Bahnhofswartesaal	Schlägerei	Betrunkene
Ort	Vorfall	Beteiligte

Der Laster transportiert eine Fuhre Altmetall nach Berlin.		
Laster	Altmetall	Berlin
Transportmittel	Ladung	Zielort

Die Schüler spielen im Sportunterricht eine Runde Handball.		
Schüler	Sportunterricht	Handball
Akteure	Anlass	Sportart

Der Arzt verschreibt seinem Patienten die Tabletten.		
Arzt	Patient	Tabletten
Handelnder	Behandelter	Heilmittel

Das Kochbuch über asiatische Gerichte habe ich in der Bahnhofsbuchhandlung gekauft.		
Buch über asiatische Gerichte	Ich	Bahnhofsbuchhandlung
Thema	Käufer	Herkunftsladen

Salat enthält viele Mineralstoffe und fördert die Gesundheit.		
Salat	Mineralstoffe	Gesundheit
Lebensmittel	Bestandteile	Ziel, Ergebnis

BENENNEN PRIVATER GEGENSTÄNDE

DURCHFÜHRUNG In den folgenden Listen geht es darum, Gegenstände zu benennen, die im eigenen Haus, in der eigenen Wohnung, im eigenen Wohnraum vorhanden sind, oder die für den Übungspartner aus persönlichen Gründen wichtig oder der Erinnerung wert sind.

3 Möbelstücke im Zimmer / Haus	3 Dekostücke im Zimmer / Haus
z.B. Bücherregal	z.B. Windlicht aus Kristallglas

3 Elektrogeräte	3 bevorzugte Speisen

3 bevorzugte Getränke	3 bevorzugte Süßigkeiten

3 Feste	3 gern gelesene Zeitungen

ANGABEN UND ERGÄNZUNGEN

DURCHFÜHRUNG Die meisten Tätigkeitswörter erfordern bestimmte Ergänzungen oder Angaben. Welche, ist meistens durch den Inhalt des Tätigkeitswortes vorgegeben - mal mit mehr mal mit weniger Spielraum. Anhand der folgenden Aufgaben sollen die passenden Angaben oder Ergänzungen ermittelt werden.

backen		
~~saubere Wäsche~~	**frisches Brot**	~~ein schnelles Auto~~

Was kann man backen? Als Ergänzung zu *backen* passt am besten *frisches Brot*; *saubere Wäsche* und *ein schnelles Auto* passen höchstens zu einem anderen Tätigkeitswort, aber nicht zu *backen*. Sie können durch gestrichen werden.

beißen		
ein blaues Auge	Schokopudding	ein süßer Apfel

anbieten		
altbackenes Brot	ein Singvogel	eine Tasse Kaffee

verbieten		
Rauchen	ein Sommerkleid	ein Waldspaziergang

braten		
Wiener Schnitzel	eine Banane	die Gemüsepreise

brennen		
ein sauberes Pflaster	Treibholz	die alte Scheune

verbringen		
grüner Salat	ein Trostpreis	Urlaub

essen		
heiße Würstchen	Brennholz	Sauerampfer

fahren		
Vogelgezwitscher	Linienbus	Rasenmäher

umfallen		
10€ - Münze	die Tageszeitung	die teure Vase

finden		
verlorenes Geld	das Glück	frischer Wind

einfrieren		
ein Konto	eine Rechenaufgabe	Tiefkühlkost

geben		
lange Fingernägel	eine Spende	eine Erlaubnis

aufgehen		
die Haustür	die Sonne	eine Blüte

graben		
ein Brunnen	ein Sparbuch	ein Tunnel

festhalten		
ein Morgengruß	ein Haltegriff	das Glück

stemmen		
das kleine Kind	das Dachfenster	der Getränkekasten

kennen		
ein neuer Tanz	die Zukunft	die Nachbarn

ankommen		
der Gemüsegarten	der Zug	die neuen Schuhe

aufladen		
die Möbel	eine Tube Zahncreme	eine neue Frisur

verlassen		
eine politische Partei	eine kurze Krankheit	die Stadt

lesen		
eine Verletzung	ein spannendes Buch	ein Lieferschein

abnehmen		
ein Gartenzaun	ein Versprechen	fünf Kilo Gewicht

saugen		
Staub	Honig	Neuigkeiten

schlagen		
die Uhr	eine saubere Treppe	die Trommel

schneiden		
lange Haare	Zwiebeln	ein Knoten

singen		
ein Schlager	reine Baumwolle	ein Loblied

aufsteigen		
dunkler Rauch	der Sonnenschein	ein kleiner Vogel

trinken		
die Gesundheit	ein Gespräch	ein kühles Bier

abnehmen		
den Neubau	das Geld	die Geschichte

anklagen		
der Nachbar	die Wiese	der Feierabend

schlachten		
der Ausflug	das Sparschwein	der Abend

wippen		
die Schaukel	die Kinder	der Spielplatz

schenken		
die Blumen	die Musik-CD	der Spaziergang

herzen		
der Lieferwagen	das Baby	das Kuscheltier

anstreichen		
das Auto	die Hauswände	der Wecker

feuern		
der Apfelbaum	der Kamin	der Mitarbeiter

löschen		
das Haus	der Sommerwind	der Wohnungsbrand

tauschen		
der Esstisch	die Briefmarken	der Pullover

FÖRDEREINHEIT SPRACHLICHE AKTIVIERUNG

Fragen dienen im Kontext der Förderübungen vor allem zur Aktivierung von Wortgut aus dem Alltagsbereich. Im Zusammenhang mit sprachlichen Förderübungen bei demenziellen Störungen geht es nicht unmittelbar um den Erhalt von zutreffenden Informationen bei der Beantwortung von Fragen, dennoch stehen Fragen zur Person und zu persönlichen Angelegenheiten, Meinungen und Vorlieben im Mittelpunkt.

Lückensätze dienen zur Aktivierung gebrauchshäufiger Wörter, die im Alltag nützlich sein können. Von Seiten des Übungspartners erfordern sie als besondere Leistung nicht nur das Ergänzen eines passenden Wortes, sondern auch das auditive Mitverfolgen und Verstehen des vorangehenden Lückensatzes (sog. „Monitoring").

Titel	Seite
Ja-Nein-Fragen zur Person (Entscheidungsfragen)	144
Offene Fragen zur Person (W-Fragen)	145
Oder-Fragen zu persönlichen Neigungen („Alternativfragen")	146
Was mögen Sie? Was mögen Sie nicht?	147
Bestätigungsfragen	148
Sachfragen	149
Fragebogen ausfüllen 1: Muster	152
Fragebogen ausfüllen 2	153
Nachsprechen und Nachfragen	154
⌛ Sätze und Fragen	157
Fragen rund ums Auto	165
Fragen rund ums Reisen	167
Fragen rund ums Briefmarkensammeln	169
Fragen rund ums Haustier	171
⌛ Inferentielle Fragen	173
Gute Gründe	177
Anweisungen, Kurzanleitungen und Hinweise	181
Lückensätze 1 - 4	187
Sprichwörter ergänzen	194
Sprichwörter mit Körperteilbezeichnungen	197
Wortfindung 1 - 2	200
Fragen nach Tätigkeiten	202
Lesen und Schreiben: Kleine Wörter in langen Wörtern finden	206

JA-NEIN-FRAGEN ZUR PERSON

DURCHFÜHRUNG Die folgenden Fragen sollen möglichst nur mit *Ja* oder *Nein* beantwortet werden. Eine schriftliche Nachbereitung - mit oder ohne Helfer - ist möglich.

Frage	Ja	Nein
Leben Sie allein?		
Sind Sie verheiratet?		
Haben Sie Kinder?		
Haben Sie Geschwister?		
Sind Sie (noch) berufstätig?		
Sind Sie ein geselliger Mensch?		
Haben Sie ein Haustier?		
Lieben Sie Blumen?		
Sind Sie gerne zur Schule gegangen?		
Haben Sie ein Auto?		
Gehen Sie gerne spazieren?		
Gucken Sie gerne Fernsehen?		
Sind Sie ängstlich bei Gewitter?		
Treiben Sie gerne Sport?		
Arbeiten Sie gerne im Garten?		
Lesen Sie gerne die Zeitung?		
Hören Sie gerne Musik?		
Gehen Sie gerne aus?		
Besuchen Sie gerne Verwandte und Freunde?		
Lösen Sie gerne Rätsel?		

OFFENE FRAGEN ZUR PERSON

DURCHFÜHRUNG Die Beantwortung der folgenden persönlichen Fragen sollte kurz ausfallen und möglichst durch ein Einzelwort oder einen kurzen Ausdruck erfolgen.

Frage	Antwort
Wie geht es Ihnen gerade?	
Wo wohnen Sie?	
Wie lange wohnen Sie schon in ____ ?	
Wie alt sind Sie?	
Wo sind Sie geboren?	
Was machen Sie beruflich?	
Was haben Sie beruflich gemacht?	
Wo arbeiten Sie / haben Sie gearbeitet?	
Wie heißt Ihr Mann / Ihre Frau?	
Wie heißen Ihre Kinder?	
Wo wohnen Ihre Kinder?	
Was machen Sie gerne in Ihrer Freizeit?	
Welches Auto fahren Sie?	
Wie heißt Ihr Hund / Ihre Katze?	
Was lesen Sie am liebsten?	
Welches Spiel spielen sie gerne?	
Welche Zeitung lesen Sie?	
Wie heißt Ihr Lieblingsbuch?	
Was essen Sie am liebsten?	
Wie heißt Ihr Lieblingsfilm (Ihre liebste Fernsehsendung)?	
Wo verbringen Sie am liebsten Ihren Urlaub?	

ODER-FRAGEN ZU PERSÖNLICHEN NEIGUNGEN

DURCHFÜHRUNG Bei der Beantwortung der folgenden Oder-Fragen sollte eine der beiden angebotenen Möglichkeiten ausgewählt und als Antwort gegeben werden.

Frage
Fahren Sie lieber mit dem **Bus** oder mit der **Bahn**?
Trinken Sie lieber **Kaffee** oder **Tee**?
Schauen Sie im Fernsehen lieber **Quiz** oder **Sport**?
Verbringen Sie Ihren Urlaub lieber am **Meer** oder in den **Bergen**?
Wohnen Sie lieber in der **Stadt** oder auf dem **Land**?
Gucken Sie lieber **Fernsehen** oder hören Sie lieber **Radio**?
Essen Sie lieber **Fisch** oder **Fleisch**?
Mögen Sie lieber **Gemüse** oder **Salat**?
Lesen Sie lieber **Krimis** oder **Comics**?
Kaufen Sie lieber im **Tante-Emma-Laden** oder im **Supermarkt**?
Hören Sie lieber **Schlager** oder **Klassik**?
Gehen Sie lieber in die **Oper** oder ins **Theater**?
Fahren Sie lieber mit dem **Auto** oder mit dem **Fahrrad**?
Trinken Sie lieber **Mineralwasser** oder **Fruchtsaft**?
Mögen Sie lieber **Hunde** oder **Katzen**?
Machen Sie Urlaub lieber im **Sommer** oder im **Winter**?
Verreisen Sie lieber mit der **Familie** oder mit **Freunden**?
Gehen Sie lieber zu einem **Arzt** oder zu einer **Ärztin**?
Telefonieren Sie lieber mit dem **Handy** oder vom **Festnetz**?
Essen Sie lieber im **Restaurant** oder im **Schnellimbiss**?

WAS MÖGEN SIE? WAS MÖGEN SIE NICHT?

DURCHFÜHRUNG Die folgenden Fragen nach persönlichen Vorlieben sollen zunächst mündlich beantwortet werden, anschließend können sie schriftlich, d.h. auch mit Vorlesen, durch Ankreuzen nachbereitet werden.

Mögen Sie das?	☺ Ja	☹ Nein
Briefmarken sammeln		
Einen gemütlichen Fernsehabend		
Spazieren gehen im Park		
Einkaufsbummel mit Freund oder Freundin		
Gesellschaftsspiele		
Morgengymnastik in der Gruppe		
Besuche bei / von Freunden und Verwandten		
Kreuzworträtsel lösen		
Die Illustrierte lesen		
In der Sonne sitzen		
Einen spannenden Krimi lesen		
Ein festliches Essen (dann und wann)		
Sehenswürdigkeiten besichtigen		
Etwas Leckeres kochen		
Die Frühlingsluft genießen		
Musik und Tanz		
Kleine Ausflüge mit dem Reisebus		
Im Café sitzen und den Leuten zuschauen		
Interessante Gespräche führen		
Die Tageszeitung durchblättern		

BESTÄTIGUNGSFRAGEN

DURCHFÜHRUNG Wie zu Beginn dieses Förderschwerpunktes erwähnt, geht es im Rahmen dieser Förderübungen nicht unbedingt darum, auf eine persönliche Frage eine wahre Antwort zu erhalten, sondern eine Antwort, die sprachlich angemessen ist. Falls es aber um den Wahrheitsgehalt gehen sollte, wird empfohlen, eher Bestätigungsfragen einzusetzen (Zifonun et al. 1997:114) – allerdings außerhalb einer Übungssituation! Bestätigungsfragen setzen einen Sachverhalt, den Frageinhalt, als gegeben und fordern mit einem Fragezusatz eine Bestätigung des Angesprochenen; als Fragezusatz kommen Ausdrücke wie *nicht wahr*, *oder* oder *gell* usw. in Frage. Dadurch rückt dieser Fragetyp in die Nähe der Entscheidungsfrage, die mit *Ja* oder *Nein* beantwortet wird. Die *Ja-Nein-Fragen zur Person* (s. S. 000) könnten dann aussehen wie in der unten stehenden Übersicht. Der Sachverhalt bzw. der Frageinhalt kann auch als Aussagesatz formuliert werden zusammen mit einer Frageintonation; auch dies ist für den Angesprochenen eine Aufforderung, dieses „Frage-Statement" entweder zu bestätigen oder zurückzuweisen. Cave: Dieser Fragetyp sollte nicht verwendet werden, um einen Sachverhalt zu suggerieren!

Frage	Ja	Nein
Sie leben doch allein, oder?		
Sie sind verheiratet, nicht wahr?		
Sie haben Kinder, oder?		
Sie haben doch Geschwister, oder nicht?		
Sie sind (nicht mehr) berufstätig, nicht wahr?		
Sie sind ein geselliger Mensch!?		
Ein Haustier – haben Sie, oder?		
usw.		

SACHFRAGEN

DURCHFÜHRUNG Stellen Sie Ihrem Übungspartner die folgenden Fragen. Sie sollen vorzugsweise kurz beantwortet werden - ggf. auch mit nur einem Wort. Bitte nicht mehr als zwanzig Fragen hintereinander!

Woraus macht man die Streichhölzer? Aus Holz.
Womit kämmt man sich die Haare? Mit dem Kamm.
Womit bohrt man ein Loch in die Wand? Mit dem Bohrer.
Womit bügelt man die Hemden und Blusen? Mit dem Bügeleisen.
Womit cremt man sich die Hände ein? Mit Handcreme.
Womit spitzt man einen Bleistift an? Mit dem Spitzer.
Womit radiert man einen Fehler aus? Mit dem Radiergummi.
Was nimmt man bei Husten ein? Hustensaft, Hustentropfen.
Womit zieht man eine Schraube fest? Mit dem Schraubenzieher?
Womit bindet man sich die Schuhe zu? Mit dem Schnürsenkel, Schuhbändel.

Gegenstände

Womit schließt man die Türen auf und zu?
Wodrin stellt man Getränke kalt?
Worein schreiben die Schüler ihre Hausaufgaben?
Womit erwärmt man die Wohnung?
Was steckt man in sein Portemonnaie?
Womit kann man schreiben?
Was liest man, um sich zu entspannen?
Womit frankiert man einen Brief?
Wodrin schläft das Baby?
Womit wäscht man sich die Hände?
Womit fährt man auf der Straße?
Was trägt man im Winter bei Kälte auf dem Kopf?

Wodrin pflanzt man Blumen?
Wohin geht man zum Einkaufen?
Wo hängt man die nasse Wäsche auf?
Womit steuert man ein Auto?
Womit schaltet man das Licht an und aus?
Womit kann man anrufen?
Was öffnet man im Zimmer, wenn man lüften möchte?
Womit putzt man sich die Nase?
Was stellt man in die Vase?
In welchem Zimmer wird gekocht?
Womit schlägt man einen Nagel in die Wand?
Wo beantragt man einen Kredit?
Womit macht man Fotos?
Wodrin bewahrt man seine Kleidung auf?
Was steckt man sich an, wenn man rauchen möchte?
Was klebt man auf eine kleine Wunde?
Womit trocknet man das Geschirr ab?
Mit welchem Gerät geht man ins Internet?
Womit kehrt man die Straße?
Was hält man sich bei Regen über den Kopf?
Wo spielen die Kinder am liebsten?
Wodrin verstaut man seine Einkäufe aus dem Supermarkt?
Womit putzt man sich die Zähne?
Womit wäscht man sich die Haare?
Wo wachsen die Blumen?
Womit schneidet man Papier?
Womit fährt man auf dem Wasser?
Wo wird der Gottesdienst abgehalten?
Woraus strickt man einen Pullover?
Wodrin schläft die Hauskatze?
Womit belegt man sich das Butterbrot?
Welches Schmuckstück trägt man am Finger?
Was packt man vor einer längeren Reise?
Womit schält man einen Apfel?
Was kommt aus der Steckdose?
Was braucht man zum Lesen, wenn man schlechter sieht?
Womit gräbt man den Garten um?

BERUFE

Wer unterrichtet die Kinder in der Schule?
Wer backt das Brot und die Brötchen?
Wer verkauft Fleisch und Wurst?
Wer repariert die Autos?
Wer sitzt im Supermarkt an der Kasse?
Wer mauert die Häuser?
Wer trägt die Post aus?
Wer pflegt die Kranken?
Wer zeichnet die Pläne für ein neues Haus?
Wer säubert die Fußböden?
Wer verkauft die Medikamente?
Wer betreut die kleinen Kinder?
Wer bearbeitet die Felder und Äcker?
Wer repariert die kaputten Schuhe?
Wer vertritt die Angeklagten vor Gericht?
Wer tapeziert und streicht die Wände?
Wer kehrt die Kamine und Schornsteine?
Wer zieht mit seiner Schafherde durchs Land?
Wer bringt im Lokal die Speisen und Getränke?
Wer regelt den Straßenverkehr?

Lehrer - Bäcker - Metzger - Automechaniker - Kassiererin Maurer - Briefträger - Krankenschwester - Architekt Reinigungspersonal - („Putzfrau") - Apotheker - Kindergärtnerin Bauer - Schuster Rechtsanwalt - Weißbinder (Anstreicher) Schornsteinfeger - Schäfer Kellner - Polizist

FRAGEBOGEN AUSFÜLLEN 1: MUSTER

DURCHFÜHRUNG Anhand dieser Förderübung soll das Ausfüllen eines Fragebogens in vereinfachter Form beübt werden. Nach der Besprechung der Beispielvorlage sollen die persönlichen Angaben in das Leerformular eingetragen werden. Ein Wechsel zwischen mündlicher und schriftlicher Bearbeitung dieser Aufgabe bietet sich an.

Peter / Petra Müller
Wie heißen Sie?
Neustadt
In welchem Ort wohnen Sie?
Wiesenstraße 17
In welcher Straße?
Ja. Seit 24 Jahren.
Sind Sie verheiratet? Seit wann?
Ja. Drei.
Haben Sie Kinder? Wieviel?
Rentner. Feinmechaniker.
Welchen Beruf üben Sie aus? / Welchen Beruf haben Sie ausgeübt?
67 Jahre.
Wie alt sind Sie?
Frankfurt.
In welchem Ort sind Sie geboren?
Ja. Briefmarken sammeln und Wandern.
Haben Sie ein Hobby? Welches?
deutsch und englisch
Welche Sprachen sprechen Sie?

FRAGEBOGEN AUSFÜLLEN 2

DURCHFÜHRUNG Der Fragebogen soll schriftlich ausgefüllt werden, bei Bedarf mit Hilfen. Als Orientierungshilfe empfiehlt sich die Bearbeitung des voran gehenden Musters.

Wie heißen Sie?
In welchem Ort wohnen Sie?
In welcher Straße?
Sind Sie verheiratet?
Haben Sie Kinder? Wieviel?
Welchen Beruf üben Sie aus? / Welchen Beruf haben Sie ausgeübt?
Wie alt sind Sie?
In welchem Ort sind Sie geboren?
Haben Sie ein Hobby? Welches?
Welche Sprachen sprechen Sie?

NACHSPRECHEN UND NACHFRAGEN

DURCHFÜHRUNG Vorgegeben ist ein einfacher Satz. Er soll nachgesprochen werden. Anschließend wird eine Frage nach einem Satzteil dieses Satzes gestellt. Die Frage sollte kurz, nämlich mit dem erfragten Satzteil, beantwortet werden. Diese Übung kann auch schriftlich nachbereitet werden. Betrachten Sie mit Ihrem Übungspartner zunächst das Beispiel.

Vorsprechen Satz	Der Mann lobt den Hund.
Nachsprechen	*Der Mann lobt den Hund.*
Frage	Wen lobt der Mann?
Antwort	Den Hund.

Vorsprechen Satz	Die Kinder spielen im Garten.
Nachsprechen	*Die Kinder spielen im Garten.*
Frage	Wer spielt im Garten?
Antwort	

Vorsprechen Satz	Das Sommerfest findet im Bürgerhaus statt.
Nachsprechen	*Das Sommerfest findet im Bürgerhaus statt.*
Frage	Wo findet das Sommerfest statt?
Antwort	

Vorsprechen Satz	Das Auto parkt in der Garage.
Nachsprechen	*Das Auto parkt in der Garage.*
Frage	Was parkt in der Garage?
Antwort	

Vorsprechen Satz	Die Limonade enthält Farbstoffe.
Nachsprechen	*Die Limonade enthält Farbstoffe.*
Frage	Was enthält die Limonade?
Antwort	

Vorsprechen Satz	Der Zug nach Berlin fährt pünktlich ab.
Nachsprechen	*Der Zug nach Berlin fährt pünktlich ab.*
Frage	Welcher Zug fährt pünktlich ab?
Antwort	

Vorsprechen Satz	Das neue Handy hat eine Weckfunktion.
Nachsprechen	*Das neue Handy hat eine Weckfunktion.*
Frage	Was hat das neue Handy?
Antwort	

Vorsprechen Satz	Der Supermarkt bietet preiswerte Bananen an.
Nachsprechen	*Der Supermarkt bietet preiswerte Bananen an.*
Frage	Wo werden preiswerte Bananen angeboten?
Antwort	

Vorsprechen Satz	Die Patienten nehmen ungern Tabletten ein.
Nachsprechen	*Die Patienten nehmen ungern Tabletten ein.*
Frage	Was nehmen die Patienten ein?
Antwort	

Vorsprechen Satz	Der neue Modetrend geht zum Wohlfühl-Look.
Nachsprechen	*Der neue Modetrend geht zum Wohlfühl-Look.*
Frage	Wohin geht der Modetrend?
Antwort	

Vorsprechen Satz	Das Fußballspiel beginnt pünktlich um halb vier.
Nachsprechen	*Das Fußballspiel beginnt pünktlich um halb vier.*
Frage	Was beginnt um halb vier?
Antwort	

Vorsprechen Satz	Die Fernbedienung für den Fernseher ist kaputt.
Nachsprechen	*Die Fernbedienung für den Fernseher ist kaputt.*
Frage	Was ist kaputt?
Antwort	

Vorsprechen Satz	Die Rechnung soll schnell bezahlt werden.
Nachsprechen	*Die Rechnung soll schnell bezahlt werden.*
Frage	Was soll bezahlt werden?
Antwort	

Vorsprechen Satz	Die Wanderer rasten in der Schutzhütte.
Nachsprechen	*Die Wanderer rasten in der Schutzhütte.*
Frage	Wo rasten die Wanderer?
Antwort	

Vorsprechen Satz	Zahncreme gibt es heute zum Sonderpreis.
Nachsprechen	*Zahncreme gibt es heute zum Sonderpreis.*
Frage	Was gibt es zum Sonderpreis?
Antwort	

Vorsprechen Satz	Die Wochenzeitung erscheint jeden Dienstag.
Nachsprechen	*Die Wochenzeitung erscheint jeden Dienstag.*
Frage	Wann erscheint die Wochenzeitung?
Antwort	

Vorsprechen Satz	Alle Waschmittel enthalten Duftstoffe.
Nachsprechen	*Alle Waschmittel enthalten Duftstoffe.*
Frage	Was enthalten Waschmittel?
Antwort	

Vorsprechen Satz	Viele Fünfjährige gehen schon in die Schule.
Nachsprechen	*Viele Fünfjährige gehen schon in die Schule.*
Frage	Welche Kinder gehen schon in die Schule?
Antwort	

Vorsprechen	Der Regen überrascht die Schüler auf dem Heimweg.
Nachsprechen	*Der Regen überrascht die Schüler auf dem Heimweg.*
Frage	Wo überrascht der Regen die Schüler?
Antwort	

Vorsprechen Satz	Das Buch über die Römerzeit ist sehr lesenswert.
Nachsprechen	*Das Buch über die Römerzeit ist sehr lesenswert.*
Frage	Welche Zeit behandelt das Buch?
Antwort	

SÄTZE UND FRAGEN

DURCHFÜHRUNG Zu den vorgegebenen Sätzen werden jeweils zwei Fragen gestellt: eine Ja-Nein-Frage, und eine Frage nach Inhalten. Behandeln Sie mit Ihrem Übungspartner die Ja-Nein-Fragen und die Fragen nach den Inhalten nur in zwei separaten Übungseinheiten. Lesen Sie Ihrem Übungspartner den Satz vor. Anschließend soll er eine (!) dazu gehörige Frage beantworten. Sie können den Satz auch von Ihrem Übungspartner laut vorlesen lassen. Decken Sie dabei die Frage ab. Die Frage sollte anschließend mündlich gestellt werden. Der Satz, der die Antwort enthält, ist dabei natürlich abzudecken. Bitte führen Sie von dieser Förderübung nicht mehr als zehn Aufgaben hintereinander aus.

1. Der Gesuchte trug eine dunkle Kapuzenjacke, darunter ein helles Hemd, eine dunkle Hose und braune Schuhe.

→ Hat der Gesuchte eine helle Mütze getragen?
→ Was für eine Jacke trug der Gesuchte?

2. Der Gast im Restaurant bestellt sich ein Wiener Schnitzel mit Pommes Frites, einen grünen Salat und dazu ein Glas Bier.

→ Hat der Gast sich einen Nachtisch bestellt?
→ Welches Getränk hat sich der Gast bestellt?

3. Das neue Auto hat einstellbare Sportsitze, eine umklappbare Rücksitzlehne und ein verstellbares Lenkrad.

→ Hat das Auto ein aufklappbares Verdeck?
→ Was für Sitze hat das neue Auto?

4. Der verkaufsoffene Sonntag lockt mit dem alljährlichen Frühlingsjahrmarkt, einer Vielzahl gut sortierter Fachgeschäfte mit preiswerten Sonderangeboten und Restaurants und Imbißstuben für das leibliche Wohl.

→ Lockt der verkaufsoffene Sonntag mit preiswerten Sonderangeboten?
→ Wer sorgt am verkaufsoffenen Sonntag für das leibliche Wohl?

5. Das Mineralwasser aus der *Julianus-Quelle* ist kohlensäurearm, enthält aber viel Natrium und Kalzium.

→ Enthält das Mineralwasser Kohlensäure?
→ Welche Stoffe enthält das Mineralwasser?

6. Die neue Kollegin hat gute Zeugnisse, eine gute Allgemeinbildung und mehrere Jahre Berufserfahrung.

→ Hat die neue Kollegin gute Zeugnisse?
→ Wieviel Berufserfahrung hat die neue Kollegin?

7. Das Witzbuch ist nach Stichworten geordnet und enthält zur Illustration viele humorvolle Zeichnungen.

→ Enthält das Buch auch Bilderwitze?
→ Wie ist das Witzbuch geordnet?

8. Der Arzt empfiehlt eine vitaminreiche Ernährung, viel Bewegung an frischer Luft und ausreichend Schlaf.

→ Empfiehlt der Arzt einen Kuraufenthalt?
→ Welche Ernährung empfiehlt der Arzt?

9. Der Wanderer kann im Wald eine Vielzahl von Singvögeln beobachten, vor allem Buchfinken, Drosseln und mehrere Arten von Meisen.

→ Kann der Wanderer im Wald die Rehe beobachten?
→ Welche Vögel kann man im Wald beobachten?

10. Ein moderner Reisekoffer hat einen ausklappbaren Griff, laufruhige Rollen und ist abschließbar.

→ Ist ein moderner Reisekoffer verschließbar?
→ Wie ist der Griff eines modernen Reisekoffers?

11. Der Frühstückskaffee ist arm an Reizstoffen und deshalb sehr bekömmlich und dank seines Koffeingehaltes anregend ohne aufzuregen.

→ Ist der Frühstückkaffee künstlich aromatisiert?
→ Wie sollte ein guter Frühstückskaffee sein?

12. Der Pflegedienst bereitet die täglichen Mahlzeiten zu, bringt die Wäsche zum Reinigen weg und hilft bei der Körperpflege.

→ Kümmert sich der Pflegedienst um die Mahlzeiten?
→ Wobei hilft der Pflegedienst?

13. Herrn Müllers Lieblingsverein ist zwar nicht Rekordmeister, garantiert aber spannende Spiele und viele Tore.

→ Ist Herrn Müllers Lieblingsverein Rekordmeister?
→ Was garantiert der Lieblingsverein von Herrn Müller?

14. Als Sozialarbeiter bekommt man ein gutes Gehalt, hat viel Umgang mit anderen Menschen und einen sicheren Arbeitsplatz.

→ Hat ein Sozialarbeiter viel Umgang mit anderen Menschen?
→ Was bekommt man als Sozialarbeiter?

15. Die Tageszeitung bietet viel Informationen, eine Rätselseite und aktuelle Einkaufstipps.

→ Bietet die Tageszeitung eine Seite für Kinder?
→ Was bietet die Tageszeitung?

16. Die Ferienwohnung hat ausreichend Platz für vier Personen, Bad und Dusche separat und Meerblick.

→ Hat die Ferienwohnung ein Bad?
→ Für wieviel Personen ist die Ferienwohnung geeignet?

17. Peter ist ein junger Mann, der eine kaufmännische Ausbildung beendet hat, gern mit seinen Freunden weg geht und sich mit Schwimmen fit hält.

→ Hat Peter eine Ausbildung beendet?
→ Welche Ausbildung hat Peter abgeschlossen?

18. Die neue Gardine ist aus strapazierfähigem Leinen und hat endlich das Blümchenmuster, das sich viele Familien wünschen.

→ Ist die neue Gardine aus Baumwolle?
→ Welches Muster hat die neue Gardine?

19. Das Kochbuch enthält Rezepte aus der bürgerlichen Küche, aus der asiatischen Küche und einen kurzen Lehrgang im kreativen Umgang mit Gewürzen.

→ Enthält das Kochbuch Rezepte aus der asiatischen Küche?
→ Welchen Lehrgang enthält das Kochbuch?

20. Das Handy für Senioren hat extra große Tasten, ein großes, gut ablesbares Farbdisplay und ist leicht bedienbar.

→ Hat das Handy ein großes Farbdisplay?
→ Was für ein Farbdisplay hat das Seniorenhandy?

21. Die Blaumeise hat ein gelb-blaues Gefieder, wiegt etwa zehn Gramm und ist kein Zugvogel.

→ Hat die Blaumeise ein rot-grünes Gefieder?
→ Welche Farben trägt die Blaumeise im Gefieder?

22. Zum Geburtstag gab es ein Buch zum Lesen, einen Film auf DVD zum Gucken und eine Musik-CD zum Hören.

→ Gab es zum Geburtstag etwas zum Essen?
→ Gab es ein Hörbuch als Geschenk?

23. Eine leichte Sommerbluse in Pastellfarben, mit sportivem Kragen und 7/8-Ärmel für sonnige Tage.

→ Hat die Sommerbluse lange Ärmel?
→ Welche Farben hat die Sommerbluse?

24. Die Nase sitzt mitten im Gesicht, sie dient zum Ein- und Ausatmen, und sie beherbergt den menschlichen Geruchssinn.

→ Beherbergt die Nase den Geruchssinn?
→ Welcher Körperteil sitzt mitten im Gesicht?

25. Vitamine sind zwar nötig, um die Gesundheit zu erhalten, aber ein Übermaß an Vitaminen, vor allem von den Vitaminen C und E, kann schädlich sein.

→ Kann ein Übermaß von Vitaminen schädlich sein?
→ Wozu sind Vitamine nötig?

26. Ein guter Rotwein zeichnet sich durch eine schöne Farbe, einen frischen Duft und einen nachhaltigen Geschmack aus.

→ Zeichnet sich ein guter Rotwein durch einen günstigen Preis aus?
→ Wodurch zeichnet sich ein guter Rotwein aus?

27. Das Hemd hat ein klassisches Streifenmuster, eine verdeckte Knopfleiste und eine Brusttasche auf der linken Seite.

→ Hat das Hemd eine verdeckte Knopfleiste?
→ Auf welcher Seite hat das Hemd die Brusttasche?

28. Blumenkohl ist vitaminreich und schmackhaft, leicht verdaulich und mit holländischer Soße serviert ist er eine Delikatesse.

→ Wird Blumenkohl mit einer Kräutersoße serviert?
→ Mit welcher Soße wird Blumenkohl zur Delikatesse?

29. Zum Sondermüll gehören Batterien, Farben und Lacke, alle Arten von Säuren sowie Öle und Schmierstoffe, während die dazu gehörigen Behälter in den Restmüll gehören.

→ Gehören Plastikverpackungen zum Sondermüll?
→ Was gehört zum Sondermüll?

30. Skat ist ein Kartenspiel für drei Personen, bei dem der Spieler gewinnt, der am Schluss die meisten Punkte hat.

→ Ist Skat ein Kartenspiel?
→ Wer gewinnt beim Skatspiel?

31. Die Winterjacke wärmt mit einem weichen Vliesfutter, sie ist winddicht und hat eine abnehmbare Kapuze.

→ Ist die Winterjacke gefüttert?
→ Mit welchem Futter wärmt die Winterjacke?

32. Mineraltabletten sollen bei Mangelerscheinungen regelmäßig eingenommen werden, um die Gesundheit wieder herzustellen und zu erhalten.

→ Sollen Mineraltabletten die Gesundheit wieder herstellen?
→ Wann sollen Mineraltabletten eingenommen werden?

33. Die Kunstaustellung zeigt neben den bekannten Bildern des Meisters auch viele seiner Skizzen und Entwürfe und Fotos aus seinem Leben.

→ Zeigt die Kunstaustellung die bildhauerischen Werke des Meisters?
→ Was zeigt die Kunstausstellung außer den Bildern des Meisters?

34. Im Sommerurlaub möchten die meisten Leute sich erholen und ausruhen, einige Sehenswürdigkeiten besuchen und natürlich gut essen und trinken.

→ Möchten die meisten Leute im Sommerurlaub Verwandte besuchen?
→ Wie möchten die meisten Leute ihren Sommerurlaub verbringen?

35. Ein modernes Fahrrad bietet eine Vorderradfederung, eine gefederte Sattelstütze und mindestens eine 7-Gang-Schaltung, mit der sich auch Steigungen gut bewältigen lassen.

→ Kann man mit einem modernen Fahrrad Steigungen gut bewältigen?
→ Wieviel Gänge soll ein modernes Fahrrad haben?

36. Anzugträger möchten mit ihrer Kleidung einen seriösen Eindruck machen, gepflegt wirken und Kompetenz ausstrahlen.

→ Möchten Anzugträger einen sportlichen Eindruck machen?
→ Welchen Eindruck möchten Anzugträger machen?

37. Plastikmüll hat sich in den Ozeanen in gewaltigen Strudeln gesammelt, wo er zu kleinen Teilchen zermahlen von vielen Fisch- und Vogelarten mit Nahrungsbrocken verwechselt wird.

→ Werden Plastikteile in den Ozeanen von vielen Fischen und Vögeln mit Nahrungsbrocken verwechselt?
→ Wo hat sich in den Ozeanen der Plastikmüll gesammelt?

38. Tassen mit dekorativen Blumenmustern, farbigen Ornamenten und gold- oder silberfarbenen Rändern sind beliebte Sammlerstücke.

→ Sind Tassen mit Blumenmustern beliebte Sammlerstücke?
→ Welche Tassen sind bei Sammlern beliebt?

39. Wer im Wald wandern geht, sucht vor allem die Ruhe und Abgeschiedenheit, die frische Luft und hat nicht zuletzt Freude an der körperlichen Bewegung.

→ Hat der Wanderer Freude an der Bewegung?
→ Wonach sucht der Wanderer im Wald?

40. Ein Ferienhaus sollte eine gute Lage haben, mit Balkon oder Terrasse nach Süden ausgerichtet sein und eine schöne Aussicht bieten.

→ Sollte ein Ferienhaus nach Norden ausgerichtet sein?
→ Welche Lage sollte eine Ferienwohnung haben?

41. Die Leute nutzen die ersten warmen Frühlingstage um Blumen zu pflanzen, den Gartengrill aufzubauen und Spaziergänge an der frischen Luft zu genießen.

→ Genießen die Leute in den ersten Frühlingstagen Spaziergänge?
→ Was wird in den ersten warmen Frühlingstagen aufgebaut?

42. Ein guter Ausbilder sollte Erfahrung im Umgang mit Menschen besitzen, durch seine Fachkompetenz überzeugen, sich den Lernenden aber nicht als „Oberlehrer" aufdrängen.

→ Sollte sich ein guter Ausbilder als „Oberlehrer" aufdrängen?
→ Womit sollte ein guter Ausbilder überzeugen?

43. Verspätungen wegen schlechten Wetters, wegen Reparaturen der Gleisanlagen oder erhöhten Fahrgastaufkommens lassen sich im Zugverkehr nicht immer vermeiden.

→ Lassen sich Verspätungen im Zugverkehr immer vermeiden?
→ Weswegen kommt es zu Verspätungen im Zugverkehr?

44. Ein praktischer Terminkalender enthält eine Wochenübersicht, einen Ferienplaner und ein Adressverzeichnis zum Ausfüllen.

→ Enthält ein praktischer Terminkalender ein Verzeichnis der Autokennzeichen?
→ Was enthält ein praktischer Terminkalender?

45. Die Frische von Spargel kann man testen, indem man die Spargelstange am Ende mit Daumen und Zeigefinger zusammenpresst und schaut, ob das Ende feucht wird.
→ Kann man die Frische von Spargel testen?
→ Mit welchen Fingern kann man die Frische des Spargels testen?

FRAGEN RUND UMS AUTO

DURCHFÜHRUNG Die Fragen zum Thema *Auto* sollten zunächst mündlich beantwortet werden. Anschließend können Sie - mit oder ohne Unterstützung durch den Helfer - nachbereitet werden.

Fahren Sie ein Auto?

❑ ja	❑ nein

Welche Automarke fahren Sie?

Aus welchem Land kommt Ihr Auto?

❑ Deutschland	❑ Frankreich
❑ Italien	❑ Korea
❑ Japan	❑ Schweden
❑ England	❑ USA
❑ _____	

Wie schnell fahren Sie auf längeren Strecken?

❑ 90	❑ 150
❑ 100	❑ 180
❑ 120	❑ 200
❑ 130	❑ über 200

Fahren Sie gerne alleine?

❑ ja	❑ nein

Wieviel PS hat Ihr Auto?

❑ weniger als 50	❑ mehr als 100
❑ weniger als 75	❑ mehr als 150

Pflegen Sie Ihr Auto regelmäßig?

| ❏ ja | ❏ nein |

Wie oft waschen Sie Ihr Auto?

| ❏ jede Woche | ❏ nur manchmal |
| ❏ einmal im Monat | ❏ nur wenn es schmutzig ist |

Waschen Sie Ihr Auto selbst oder fahren Sie in die Waschanlage?

| ❏ Ich wasche selbst. | ❏ Ich fahre in die Waschanlage. |

Fahren Sie Benzin sparend, oder ist Ihnen der Verbrauch egal?

| ❏ Ich fahre Benzin sparend. | ❏ Verbrauch ist mir egal. |

Verleihen Sie Ihr Auto gelegentlich?

| ❏ Ja, gelegentlich. | ❏ Nein, nie. |
| ❏ Nur im Notfall. | ❏ Nur in der Familie. |

Sind Sie bisher unfallfrei gefahren?

| ❏ Ja. | ❏ Nein. |

Wie alt ist Ihr Auto?

| ❏ ganz neu | ❏ _____ Jahre alt |
| ❏ erst ein Jahr alt | ❏ über 10 Jahre alt |

Kaufen Sie lieber einen Neuwagen oder einen Gebrauchten?

| ❏ Neuwagen | ❏ Gebrauchtwagen |

FRAGEN RUND UMS REISEN

DURCHFÜHRUNG Die Fragen zum Thema *Reisen* sollten zunächst mündlich beantwortet werden. Anschließend können Sie - mit oder ohne Unterstützung durch den Helfer - nachbereitet werden.

Verreisen Sie gerne?

| ❑ Ja. | ❑ Nein. |

Wohin reisen Sie am liebsten?

❑ Österreich	❑ Schwarzwald
❑ Italien	❑ Südostasien
❑ Karibik	❑ „Balkonien"

Wie verbringen Sie Ihren Urlaub?

❑ liege am Strand	❑ besuche Museen
❑ treibe Sport	❑ mache Tagesausflüge
❑ gehe gut essen und trinken	❑ widme mich der Familie

Womit reisen Sie am liebsten?

| ❑ mit der Bahn | ❑ mit dem Bus |
| ❑ mit dem Flugzeug | ❑ mit dem Auto |

Verreisen Sie gern alleine?

| ❑ Ja. | ❑ Nein. |

Planen Sie Ihren Urlaub im Voraus, oder nutzen Sie *Last-Minute-Angebote*?

| ❑ Plane im Voraus. | ❑ Nutze Last-Minute-Angebote. |

Wen oder was würden Sie mitnehmen, wenn Sie vier Wochen allein auf einer Insel wären?

Reisen Sie mit viel Gepäck oder wenig?

❏ Viel.	❏ Wenig.

Fahren Sie lieber in ein Luxushotel und lassen sich bedienen, oder mieten Sie lieber ein Ferienhaus und machen alles selbst?

❏ lieber ein Luxushotel ❏ lasse mich bedienen	❏ lieber ein Ferienhaus ❏ mache alles selbst

Schnallen Sie im Urlaub den Gürtel eng oder sitzt Ihnen das Geld locker in der Tasche?

❏ Ich bin im Urlaub sparsam.	❏ Ich bin im Urlaub freigebig.

Gehen Sie im Urlaub früh zu Bett, oder tanzen Sie die Nächte durch?

❏ gehe früh zu Bett	❏ tanze die Nächte durch

Haben Sie schon einmal eine Reise gewonnen, z.B. bei einem Preisausschreiben?

❏ Ja.	❏ Nein.

Wie lange verreisen Sie im Allgemeinen?

❏ eine Woche ❏ zwei Wochen	❏ drei Wochen ❏ vier Wochen

Schreiben Sie Ansichtskarten an Freunde und Verwandte?

FRAGEN RUND UMS BRIEFMARKENSAMMELN

DURCHFÜHRUNG Die Fragen zum Thema *Briefmarkensammeln* sollten zunächst mündlich beantwortet werden. Anschließend können Sie - mit oder ohne Unterstützung durch den Helfer - nachbereitet werden.

Sammeln Sie Briefmarken?

❑ Ja.	❑ Nein.

Seit wann sammeln Sie Briefmarken?

❑ Schon als Kind.	❑ Seit kurzem.
❑ Schon lange.	❑ Seit einigen Jahren.

Haben Sie ein Briefmarken-Abonnement bei der Post?

❑ Ja.	❑ Nein.

Welches Gebiet sammeln Sie bevorzugt?

❑ Nur Bund.	❑ Alle Welt.
❑ Ganz Deutschland.	❑ _____

Sammeln Sie für sich zum Spaßvergnügen, oder sind Sie Mitglied in einem Verein?

❑ Sammele zum Spaßvergnügen.	❑ Bin Mitglied in einem Verein.

Benutzen Sie Profiwerkzeuge, wie Lupe, Pinzette, Katalog oder ist Ihnen das nicht wichtig?

❑ Benutze Profiwerkzeug.	❑ Ist mir nicht wichtig.

Warum empfiehlt sich die Benutzung einer Pinzette?

| ❏ Um Schäden zu vermeiden. | ❏ Das Sortieren geht schneller. |

Sammeln Sie Briefmarken eher, weil sie hübsch anzusehen sind, oder weil sie wertvoll sind?

| ❏ Weil sie hübsch aussehen. | ❏ Weil sie wertvoll sind. |

Welche Briefmarken-Motive bevorzugen viele Sammler?

| ❏ Eisenbahn
❏ Schiffe
❏ Hunde und Katzen | ❏ Gemälde
❏ Flugzeuge
❏ Weltraum |

Lohnt sich der Kauf von teuren Briefmarken?

| ❏ Ja. | ❏ Nein. |

Sammeln Sie lieber gestempelte oder postfrische Marken? Oder ist das egal?

| ❏ Postfrisch.
❏ Gestempelt. | ❏ Ist mir egal. |

Was machen Sie mit Ihren Doppelten? Tauschen Sie mit anderen Sammlern, oder behalten Sie alle selbst?

| ❏ Ich tausche mit anderen. | ❏ Ich tausche nicht. |

Besitzen Sie eine größere Sammlung?

| ❏ Ja. | ❏ Nein. |

Warum sammeln Sie Briefmarken?

| ❏ Zur Entspannung.
❏ Weil es Spaß macht. | ❏ Als Wertanlage.
❏ Weil es lehrreich ist. |

FRAGEN RUND UMS HAUSTIER

DURCHFÜHRUNG Die Fragen zum Thema *Haustier* zunächst mündlich beantwortet werden. Anschließend können Sie - mit oder ohne Unterstützung durch den Helfer - nachbereitet werden.

Mögen Sie Haustiere?

❏ Ja.	❏ Nein.

Besitzen Sie ein Haustier, oder sogar mehrere?

❏ Ja.	❏ Nein.

Welche Haustiere mögen Sie am liebsten?

❏ Hund ❏ Maus ❏ Meerschweinchen	❏ _____ ❏ Fische ❏ Katze

Sollten Kinder ein kleines Haustier bekommen?

❏ Nein, Kinder sind damit überfordert.	❏ Ja, sie lernen, Verantwortung zu übernehmen.

Wie sollte man einen Hund oder eine Katze am besten halten?

❏ in der Wohnung ❏ nur mit Garten ❏ in der Stadt gar nicht	❏ als Pärchen, damit das Tier nicht alleine ist

Welche Kosten entstehen beim Halten eines Haustieres?

❏ Futterkosten ❏ Tierarztkosten	❏ Hundesteuer ❏ Käfig, Körbchen, Aquarium

Wer sollte sich ein Haustier, bspw. einen Hund oder eine Katze, zulegen?

| ❏ kleine Kinder | ❏ alleinstehende Rentner |
| ❏ Singles | ❏ Familien |

Wann sollte man sich möglichst kein Haustier anschaffen?

| ❏ Wenn man keine Zeit hat. | ❏ Wenn man eine Kleinwohnung hat. |
| ❏ Wenn man in der Stadt lebt. | ❏ Wenn man Kleinkinder hat. |

Sind die vielen Haustiere mittlerweile nicht schon lästig geworden?

| ❏ Stimmt. | ❏ Stimmt nicht. |
| ❏ Besonders in der Stadt. | ❏ Stimmt. |

Können Haustiere viele Krankheiten übertragen, insbesondere auf kleine Kinder?

| ❏ Ja. | ❏ Nein. |

Kann für einsame, alte Leute ein Haustier ein Segen sein?

| ❏ Ja. | ❏ Nein. |

Welche Vorteile hat ein Hund im Hause?

| ❏ Passt auf und bellt. | ❏ Verpflichtet zum Spazierengehen. |

Welche Vorteile hat eine Katze als Haustier?

| ❏ Kann ein paar Tage für sich selber sorgen. | ❏ Verhält sich ruhiger als ein Hund. |
| ❏ Fängt Mäuse. | |

Würden Sie sich lieber einen Hund anschaffen für häufige Spaziergänge oder ein Aquarium mit Fischen zum stillen Betrachten?

| ❏ Lieber den Hund. | ❏ Lieber die Fische. |

INFERENTIELLE FRAGEN

DURCHFÜHRUNG Diese Förderübung kann sowohl komplett mündlich als auch teilweise schriftlich durchgeführt werden. Ein Satz ist vorgegeben. 1. Der Helfer liest diesen Satz vor und stellt seinem Übungspartner die dazugehörige Frage. Die Frage soll mündlich beantwortet werden. Die passende Antwort kann aus dem Inhalt des Satzes erschlossen werden. 2. Der Helfer legt den Satz seinem Übungspartner vor; der liest ihn laut vor - ggf. mit Hilfen. Fragestellung und Beantwortung erfolgen dann nur mündlich. Für die Beantwortung gibt es manchmal mehrere Möglichkeiten.

Die kleine Petra bestaunt auf ihrem Schulweg die vielen blühenden Kirschbäume.

Welche Jahreszeit haben wir? → **Es ist Frühling!**

Paul musste von der Feuerwehr aus seinem Auto befreit und verletzt ins Krankenhaus eingeliefert werden.

Was ist Paul geschehen? →

Peter liest die Glückwunschkarten, pustet alle Kerzen auf der Torte aus und packt seine Geschenke aus.

Was gibt es bei Peter zu feiern? →

Der Lehrer bemüht sich, den Schülern die Regeln der Groß- und Kleinschreibung beizubringen.

Welches Fach unterrichtet der Lehrer? →

Petra und Paul bestellen sich beim Kellner beide ein Glas Bier, ein Wiener Schnitzel mit Pommes Frites, als Beilage einen gemischten Salat und als Dessert eine Schokocreme.

Wo befinden sich Petra und Paul? →

Paula und Peter bepacken ihre Rucksäcke mit den Kletterseilen, ziehen ihre Bergschuhe an und beginnen früh am Morgen mit dem Aufstieg.
Was haben Peter und Paul vor? →

Nach dem Genuss der Kartoffelsuppe klagten zahlreiche Kantinenbesucher über Bauchschmerzen und Übelkeit.
Was könnte der Grund für die Beschwerden der Kantinenbesucher sein? →

Auf seinem Weg stolperte Paul über eine Wurzel, die aus dem Boden ragte, dann fiel er über einen Baumstumpf und schließlich fiel ihm auch noch ein Ast auf den Kopf.
Wo geht Paul her? →

Der Außenstürmer trickst zuerst den einen Gegner aus, dann den Verteidiger, flankt den Ball in die Mitte zu seinem Mitspieler, und der versenkt den Ball im Tor.
Welches Spiel wird gespielt? →

Paula legt ein Paket mit sechs Äpfeln in ihren Einkaufswagen, eine Tüte Butterkekse, ein Paket mit Tiefkühlpizza - Salami mit Champignons - ein Päckchen Pfefferminztee und ein Weizenmischbrot; dann geht sie zur Kasse, nimmt dort noch einen Schokoriegel mit, bezahlt und geht.
Wo kauft Paula ein? →

Peter möchte einen Ausflug in die Berge machen. Die Satteltaschen hat er schon gepackt. Vor der Abfahrt muss noch die Kette geölt, und das Vorder- und Rücklicht geprüft werden.
Womit möchte Paul in die Berge fahren? →

Der Handwerker zieht die alten Tapeten von der Wand und klebt die neuen, nachdem er sie auf dem Tapeziertisch eingekleistert hat.

Welchen Beruf hat der Handwerker? →
Was macht er? →

Herr Müller hat das Geld in seinem Portemonnaie nachgezählt, hat noch einmal seinen Kopfumfang gemessen, den alten Hut weggeworfen und setzt sich jetzt ins Auto, um in die Stadt zu fahren.

Was möchte Herr Müller in der Stadt wohl kaufen? →

Die Konditorin setzt das Brautpaar aus Marzipan auf die Tortenspitze und begutachtet ihr fertiges Werk.

Für welches Fest ist die Torte bestimmt? →

Die Kinder haben ihre Badehosen eingepackt, die Sonnencreme und den aufblasbaren Wasserball und gehen los.

Wohin gehen die Kinder? →

Der Makler hat den Vertrag schon ausgefüllt, eine Liste mit den Nebenkosten gemacht und fährt jetzt zu den Mietern in die Wohnung.

Was möchte der Makler in der Wohnung machen? →

Herr Meier packt seine Rosen mit Sackleinen warm ein, recht das Laub zusammen und stellt die Blumenkübel in den Keller.

Welche Jahreszeit steht vor der Tür? →

Frau Müller wird über die neuesten Nagellacke beraten, sie lässt sich das Gesicht kostenlos mit neuen Kosmetikprodukten verschönern und kann auch noch eine neue Duftserie testen.

Wo befindet sich Frau Müller? →

Der kleine Peter sitzt in der Lokomotive und läutet die Glocke, gleich hinter ihm düst ein Flieger und vor ihm tutet ein Kreuzfahrtschiff.

Wo befindet sich der kleine Peter? →

Die kleine Paula ist von ihrer Familie früh geweckt worden, hat die Kerzen auf der Torte ausgepustet und die vielen kleinen Päckchen mit den bunten Schleifchen geöffnet und sich über alles sehr gefreut.

Welches Fest feiert die kleine Paula? →

Die Frau geht zur Kasse, holt ihre Waren aus dem Einkaufswagen, legt sie auf das Band und wartet, bis sie dran kommt.

Wo befindet sich die Frau? →

GUTE GRÜNDE

DURCHFÜHRUNG Welche Begründung passt am besten? Bitte kreuzen Sie an. Bitte nicht vergessen: Eine Begründung ist völlig falsch!

Petra bleibt vor dem Schaufenster des Modehauses stehen.
Warum? Aus welchem Grund?
❑ Weil ihr die Füße wehtun. ❑ Um sich die ausgestellte Frühjahrsmode anzuschauen. ❑ Um den Sonnenschein zu genießen.

Herr Müller fährt mit seinem Auto zur Arbeit
Warum? Aus welchem Grund?
❑ Weil er den Motor gestartet hat. ❑ Um zeitig am Arbeitsplatz anzukommen. ❑ Weil das Telefon geklingelt hat.

Frau Meier legt sich am Abend ins Bett.
Warum? Aus welchem Grund?
❑ Um am nächsten Morgen fit zu sein. ❑ Weil die Matratze schön weich ist. ❑ Weil die Spülmaschine noch läuft.

Peter geht jedes halbe Jahr zum Zahnarzt.
Warum? Aus welchem Grund?
❑ Weil der Zahnarzt ein guter Freund von ihm ist. ❑ Um eine Kontrolluntersuchung durchzuführen. ❑ Um sein Fahrrad aus der Reparatur abzuholen.

Die kleine Petra malt ein schönes, buntes Bild.
Warum? Aus welchem Grund?
❑ Um die leere Wand in ihrem Zimmer zu dekorieren.   ❑ Weil ihr weißes Papier nicht gefällt.   ❑ Weil die Flasche mit dem Apfelsaft leer ist.

Frau Müller brüht sich einen frischen Kaffee auf.
Warum? Aus welchem Grund?
❑ Um ihren Schnupfen zu kurieren.   ❑ Weil das Wasser gekocht hat.   ❑ Um es sich bei Kaffee und Kuchen gemütlich zu machen.

Paula lackiert sich die Fingernägel.
Warum? Aus welchem Grund?
❑ Um hübsch auszusehen.   ❑ Weil sie Farben liebt.   ❑ Weil die Musik zu laut ist.

Herr Müller liest beim Frühstück immer die Morgenzeitung.
Warum? Aus welchem Grund?
❑ Um sich über die neuesten Nachrichten zu informieren.   ❑ Weil die Brötchen frisch sind.   ❑ Weil die Zeitung zum Frühstück dazu gehört.

Nach der Arbeit trinkt Peter gerne ein kühles Bier.
Warum? Aus welchem Grund?
❑ Um seinen Durst zu löschen.   ❑ Weil es halt im Kühlschrank gestanden hat.   ❑ Weil er dringend zum Frisör müsste.

Frau Müller geht in ihrer Freizeit gern im Stadtpark spazieren.
Warum? Aus welchem Grund?
❑ Um fit zu bleiben und frische Luft zu tanken.   ❑ Weil sie dort Freundinnen und Bekannte trifft.   ❑ Um ungestört Radio zu hören.

Paul geht regelmäßig zu den Vorsorgeuntersuchungen zum Arzt.
Warum? Aus welchem Grund?
❑ Weil die Untersuchung ihn nichts kostet.   ❑ Um seine Gesundheit zu erhalten.   ❑ Weil sein Computer abgestürzt ist.

Die kleine Petra isst ihren Spinat mit großem Appetit.
Warum? Aus welchem Grund?
❑ Um genügend Aufbauvitamine zu sich zu nehmen.   ❑ Weil der Fernseher kaputt gegangen ist.   ❑ Weil ihr der Spinat so gut schmeckt.

Frau Meier hat sich ein Handy gekauft.
Warum? Aus welchem Grund?
❑ Um sich im Notfall melden zu können.   ❑ Weil es ein preiswertes Sonderangebot war.   ❑ Wie die Tasten so hübsch anzusehen sind.

Paula möchte Zahnärztin werden.
Warum? Aus welchem Grund?
❑ Um gutes Geld zu verdienen.   ❑ Weil ihr dieser Beruf Spaß macht.   ❑ Weil am nächsten Wochenende Geburtstag gefeiert wird.

Herr Müller verbringt ein verlängertes Wochenende in Köln.
Warum? Aus welchem Grund?
❏ Weil er noch nie in Köln gewesen ist. ❏ Um den Dom und die schönen Kirchen zu besichtigen. ❏ Weil die Kastanienbäume blühen. .

Paula setzt sich ans Klavier und spielt der Familie ein Stück vor.
Warum? Aus welchem Grund?
❏ Weil sie die Musik so liebt. ❏ Um der Familie eine Freude zu machen. ❏ Weil bald die Ferien beginnen.

Herr Müller möchte sich einen Sportwagen kaufen.
Warum? Aus welchem Grund?
❏ Weil er gerne schnell fährt. ❏ Um vor den Nachbarn angeben zu können. ❏ Weil die Musik zu laut ist.

Petra verzichtet schon die ganze Woche auf Süßigkeiten.
Warum? Aus welchem Grund?
❏ Um ein paar Kilos abzunehmen. ❏ Weil sie zu dick geworden ist. ❏ Weil der Wetterbericht Dauerregen angekündigt hat.

ANWEISUNGEN, KURZANLEITUNGEN UND HINWEISE

DURCHFÜHRUNG Helfer und Übungspartner lesen die vorgegebenen Sätze gemeinsam laut. Falls nötig werden die Sätze nur vom Helfer laut vorgelesen. Anschließend sollen die Fragen mündlich gestellt und beantwortet werden. Betrachten Sie zunächst das Beispiel.

Tabletteneinnahme
Die Tabletten sind unzerkaut drei Mal täglich jeweils zu den Mahlzeiten mit reichlich Flüssigkeit einzunehmen.
Wie sollen die Tabletten eingenommen werden? Unzerkaut mit reichlich Flüssigkeit. **Wie oft** am Tag? Drei Mal täglich. **Wann** / bei welcher Gelegenheit? Zu den Mahlzeiten.

Gymnastikgruppe
Kommen Sie heute um 14.30 Uhr in Raum 200 zur Gymnastikgruppe bei Frau Meier. Bringen Sie Ihre Sport-kleidung und ihre Turnschuhe mit.
Wann findet die Gymnastik statt? **Wo** findet die Gymnastik statt? In welchem Raum? **Wer** bietet die Gymnastikgruppe an? **Was** soll man mitbringen?

Mineralwasser
Das Mineralwasser nach dem Öffnen kühl lagern und innerhalb von drei Tagen verbrauchen.
Wie soll man das Mineralwasser lagern? **Wann** soll das Mineralwasser kühl gelagert werden? **Innerhalb** welcher Zeit soll man es verbrauchen?

Bügelbrett
Vor dem ersten Gebrauch ist Ihr neuer Bezug für das Bügelbrett auf höchster Stufe abzubügeln und anschließend mit einem feuchten Tuch abzuwischen.
Bei welcher Gelegenheit soll der Bezug für das Bügelbrett abgebügelt werden? **Womit** soll der Bezug abgewischt werden? **Auf welcher** Stufe soll der Bezug abgebügelt werden?

Tee
Den Tee in der Kanne mit sprudelnd kochendem Wasser aufgießen und anschließend 3 bis 5 Minuten ziehen lassen.
Mit welchem Wasser soll der Tee aufgegossen werden? **Wie lange** soll der Tee ziehen? **Wodrin** wird der Tee aufgegossen?

Sprachlehrbuch
Lernen Sie anhand der Bilder, der Zusammenfassungen und der Wiederholungen nach jeder 5. Lektion sicher zu sprechen. Prüfen Sie Ihre Kenntnisse mit dem Test am Ende des Buches.
Wie soll man lernen? **Wie oft** kommt eine Wiederholung des Stoffes? **Wie** kann man seine Kenntnisse überprüfen?

Zubereitung Scholle
Der Feinschmecker wälzt die Scholle vor dem Backen in Mehl und backt sie anschließend in Butter.
Wer wälzt die Scholle in Mehl?

Wodrin wird die Scholle gewälzt?
Wodrin wird sie anschließend gebacken?

Hustentropfen
Geben Sie Ihrem Kind 20 Tropfen auf Zucker jeweils nach den Mahlzeiten.
Wann sollen die Tropfen verabreicht werden?   **Wie oft** sollen sie eingenommen werden?   **Womit** sollen die Tropfen versüßt werden?

Computer
Lesen Sie vor der ersten Inbetriebnahme die beiliegende Kurzanweisung durch und geben Sie als Passwort die Zahlen 12345 ein.
Was soll man vor der ersten Inbetriebnahme lesen?   **Wann** soll man die Kurzanweisung lesen?   **Wie** lautet das Passwort?

Salatsoßenzubereitung
Verrühren Sie die Salatkräuter, 2 Esslöffel Öl und 2 Esslöffel Wasser sorgfältig und gießen die fertige Salatsoße über Ihren Salat.
Was soll alles verrührt werden?   **Wieviel** Esslöffel Öl soll man hinzufügen?   **Worüber** wird die Salatsoße gegossen?

Fragebogen ausfüllen
Lesen Sie sich zunächst alle Fragen einer Rubrik durch. Kreuzen Sie dann die passenden Antworten an.

Wer soll den Fragebogen ausfüllen?
Was soll man vor dem Ankreuzen tun?
Was soll zuerst durchgelesen werden?

Terrassentür verriegeln
Die Türverriegelung ist verschlossen, wenn Sie den waagerecht stehenden Türgriff senkrecht stellen und nach vorne ziehen, bis er hörbar einrastet.
Was muss senkrecht gestellt werden?
Welche Tür wird verschlossen?
Was muss hörbar einrasten?

Kartoffelvorrat
Wenn Sie Kartoffeln einkellern, achten Sie auf eine trockene Lagerung bei einer Raumtemperatur von weniger als 10 Grad. Verwenden Sie Keimstopp-Pulver.
Was wird eingekellert?
Welche Temperatur soll der Raum haben?
Was für ein Pulver soll man verwenden?

Sprechstunde
Die Sprechstunde unseres Sozialdienstes muss heute Nachmittag leider ausfallen. Wir bitten um Ihr Verständnis. In Notfällen wenden Sie sich an Frau Schmitt in Zimmer 327.
Was fällt aus?
Wer ist in Notfällen zuständig?
Worum wird gebeten?

Hotelschlüssel
Sie werden freundlich gebeten, Ihren Zimmerschlüssel beim Verlassen des Hotels am Empfang zur Aufbewahrung abzugeben.
Was soll abgegeben werden?   **Wo** soll der Zimmerschlüssel abgegeben werden?   **Wann** soll der Zimmerschlüssel abgegeben werden?

Rotweinflecken
Frische Rotweinflecken auf dem Teppich kann man entfernen, wenn man den Fleck sofort mit reichlich Kochsalz abdeckt.
Womit können Rotweinflecken entfernt werden?   **Wann** kann der Fleck noch entfernt werden?   **Wieviel** Kochsalz soll man nehmen?

Autofahrt
Vor jeder längeren Reise sollten der Reifendruck, der Ölstand und die Sicherheitsausstattung Ihres Autos in Ihrer Vertragswerkstatt kontrolliert werden.
Wann soll der Reifendruck kontrolliert werden?   **Was** soll alles kontrolliert werden?   **Wo** sollen die Kontrollen durchgeführt werden?

Haarspray
Das Glanzspray für Ihre Haare niemals in die Augen sprühen, und die Flasche erst nach der vollständigen Entleerung wegwerfen.
Wohin soll das Haarspray nicht gesprüht werden?

Wann soll die Flasche weggeworfen werden?
Was bewirkt das Haarspray?

Fahrkarte
Wer im Bus keine gültige Fahrkarte vorweisen kann, hat mit einem erhöhten Fahrgeld in Höhe von 50€ zu rechnen und mit einer polizeilichen Anzeige.
Was muss man im Bus vorweisen?
Wie hoch ist das erhöhte Fahrgeld?
Womit muss man auch noch rechnen?

Spülmittel für die Spülmaschine
Füllen Sie vor jedem Spülprogramm einen bis anderthalb Messlöffel in das Spülmittelfach und verschließen es vor dem Programmstart.
Womit soll das Spülmittel eingefüllt werden?
Welche Menge Spülmittel wird empfohlen?
Was soll vor dem Start des Spülgangs verschlossen werden?

LÜCKENSÄTZE 1

DURCHFÜHRUNG Die folgenden Lückensätze zielen auf häufige Hauptwörter, Tätigkeitswörter und Eigenschaftswörter des Deutschen. Der Helfer liest seinem Übungspartner die Sätze laut vor und lässt das letzte Wort weg. Der Übungspartner soll es ergänzen. Manchmal gibt es natürlich mehrere Möglichkeiten.

Tätigkeitswörter
Ich möchte meiner Freundin einen langen Brief ... **(schreiben)**
Zur Arbeit muss ich mit dem Auto ... (fahren)
Ich möchte gern ein Tässchen Kaffee ... (trinken)
Über diesen Witz müssen alle herzlich ... (lachen)
Kartoffeln müssen etwa zwanzig Minuten ... (kochen)
Am Wochenende möchte ich einen spannenden Krimi ... (lesen)
Es wird spät; ich muss jetzt ... (gehen)
Ich möchte mit dem Arzt über meine Krankheit ... (sprechen)
Der Lehrer fragt, und der Schüler soll ... (antworten)
Ich muss mir dringend neue Schuhe ... (kaufen)
Vor und nach dem Essen soll man sich die Hände ... (waschen)
Meine Freundin will mir einen warmen Pullover ... (stricken)
Ich möchte meinem besten Freund etwas Schönes zum Geburtstag ... (schenken)
In Vollmondnächten kann ich nicht gut ... (schlafen)
Wer krank ist, sollte seine Tabletten regelmäßig ... (einnehmen)
Die Kinder möchten ein schönes, buntes Bild ... (malen)

Hauptwörter
Peter schreibt seiner Freundin einen langen ... (Brief)
Ich kann nichts sehen, ich brauche mehr ... (Licht)
Die durstigen Kühe auf der Weide brauchen dringend frisches ... (Wasser)
Morgens beim Frühstück lese ich erst einmal die ... (Zeitung)
Ein Mann zieht vor einer Dame seinen ... (Hut)
Die Kinder trinken morgens immer ein Glas frische ... (Milch)
Ich mag das Bier nicht aus der Flasche, sondern aus einem ... (Glas)

Hauptwörter
Die Wanderer singen unterwegs ein fröhliches … (Lied)
Nicht alle Mitarbeiter der Firma haben ein eigenes … (Büro)
Immer mehr Touristen machen eine Kreuzfahrt mit dem … (Schiff)
Viele Kinder essen zu wenig Obst und … (Gemüse)
Zum Geburtstag pflücke ich meiner Freundin einen Strauß … (Blumen)
Wir wohnen nicht in der Stadt, sondern in einem kleinen … (Dorf)
Das Eichhörnchen klettert auf den … (Baum)
Unser Nachbar kauft sich jedes Jahr ein neues … (Auto)
Viele Familien sparen für ein kleines … (Haus)
Unsere Nachbarn haben ein Kind bekommen; es ist ein … (Junge, Mädchen)
Meine Freundin fährt drei Mal im Jahr in den … (Urlaub)

Eigenschaftswörter
In der Sauna ist es mir viel zu … (heiß)
Langes Warten fällt mir … (schwer)
Mach doch die Musik nicht so … (laut)
Der Honig ist mir viel zu … (süß)
Die Schuhe passen nicht, sie sind mir viel zu … (klein, groß)
Herr Meier möchte abnehmen; er ist ein bisschen zu … (dick)
Der Kölner Dom ist 156 Meter … (hoch)
Diese ständige Warterei beim Arzt dauert mir zu … (lang)
Heute Nacht habe ich im Bett gefroren; es war mir viel zu … (kalt)
Mein Nachbar hat mich zu seinem Geburtstag eingeladen; er wird am Wochenende fünfzig Jahre … (alt)
Das Brot ist von vorgestern; es ist schon nicht mehr … (frisch)
Frau Meier hat mit ihrer Diät ganz schön abgenommen; sie ist jetzt richtig … (schlank)
Nach dem Waschen ist meine Hose noch nicht ganz … (trocken)
Das wusste ich noch nicht, das ist mir völlig … (neu)
Ich muss mich krank melden; es geht mir heute gar nicht … (gut)
In geschlossenen Räumen wird mir oft der Kragen zu … (eng)

LÜCKENSÄTZE 2

DURCHFÜHRUNG Die folgenden Lückensätze zielen auf häufige Hauptwörter des Deutschen. Der Helfer liest seinem Übungspartner die Sätze laut vor und lässt das letzte Wort weg. Der Übungspartner soll es ergänzen. Manchmal gibt es natürlich mehrere Möglichkeiten.

Hauptwörter
Tee hat ein sehr feines … (Aroma)
Der Ring hat eine edle …
Der neue Hut hat eine breite …
Die Kirche hat ein gotisches …
Das Abendkleid hat einen tiefen …
Der Lastwagen hat einen starken …
Die Tischdecke hat ein hübsches …
Die Socke hat an der Ferse ein großes …
Das Handy hat viele …
Das Bild hat einen goldenen …
Der Apfel hat rote …
Das Album hat schöne bunte …
Der Stuhl hat vier …
Das Messer hat eine scharfe …
Das Buch hat viele …
Die Pumps haben einen hohen …
Der Zoo hat jedes Jahr viele Tausend …
Die Kindergärtnerin hat mit den Kleinen viel …
Der Milchbauer hat den Stall voller …
Der Millionär hat jede Menge …
Im Wald hat es viele …

> Fassung Klinge Geduld Absatz Backen Beine Bilder
> Rahmen Geld Bäume Tasten Loch Krempe Seiten
> Muster Aroma Kühe Motor Ausschnitt Fenster Besucher

LÜCKENSÄTZE 3

DURCHFÜHRUNG Die folgenden Lückensätze zielen auf Hauptwörter des Deutschen. Der Helfer liest seinem Übungspartner die Sätze laut vor und lässt das letzte Wort weg. Der Übungspartner soll es ergänzen. Meistens gibt es mehrere Möglichkeiten. Bitte beachten: Diese Förderübung ist etwas schwieriger als die vorherigen!

Hauptwörter
Das Mädchen ähnelt seiner …
Der Arzt untersucht die …
Die Touristen besichtigen das …
Der Kassierer wechselt das …
Der Hotelportier empfängt die …
Der Verkäufer überredet den …
Der Kommissar verhaftet den …
Das Ferienhaus gehört dem …
Der Kunde verliert seine …
Der Schiedsrichter unterbricht das …
Der Zahnarzt zieht den …
Das Feuer verbrennt den …
Der Ehemann überrascht seine …
Der Schriftsteller arbeitet an seinem …
Die Kosmetikerin entfernt die …
Das Fotoalbum enthält viele …
Der Hund nagt an dem …
Der Laster transportiert die …
Der Flugkapitän begrüßt die …
Der Computerfachmann programmiert den …
Die Kindergärtnerin bastelt die …
Der Eheberater löst die …
Der Baum verliert seine …
Der Kfz-Mechaniker schweißt den …
Der Schrotthändler läutet die …
Die Bank informiert ihre …

Der Winzer erntet die …
Das Postpaket enthält die …
Die Feuerwehr löscht den …
Das Hochwasser überschwemmt die …
Der Postbote bringt die …
Der Wirbelsturm verwüstet den …
Der Fahrlehrer verliert die …
Der Konzertpianist studiert die …
Die Camper grillen die …
Der Scheinwerfer erhellt die …
Der Schauspieler begeistert sein …
Das Radio sendet den ganzen Tag leichte …
Der Basketballspieler trifft den …
Die Müllabfuhr entsorgt den …
Der Metzger zerteilt das …
Die Männer trinken zum Feierabend ein Glas …
Die Tierpflegerin versorgt die …
Der Getränkehändler liefert das …
Die Kleider hängen im …
Die Passanten kaufen ihre Morgenzeitung am …
Die Familie knabbert abends beim Fernsehen …
Der Koch rührt die Suppe mit der …
Die Dame schaut zum Schminken in ihren …
Der Briefträger steckt die Briefe in die …
Der Finanzbeamte überprüft die …
Der Fernsehmoderator unterhält die Zuschauer mit launigen …
Der Bauer mästet die …
Der Kneipier bewirtet seine …
Die Gratulanten beschenken das …
Der Pfarrer hält seiner Gemeinde eine lange …
Die Zeitung meldet die Wahl des neuen …
Der Lehrer freut sich morgens auf den …
Die Schüler ärgern sich über ihren …
Das Fernsehen zeigt im Abendprogramm ein unterhaltsames …
Das Mineralwasser enthält viel …
Die Skiläufer ärgern sich über zu wenig …

LÜCKENSÄTZE 4

DURCHFÜHRUNG Das fehlende letzte Wort in diesen Sätzen soll ergänzt werden. Dabei handelt es sich immer um sog. „kleine Wörter", wie *auf, zu, an* usw. Der Helfer liest seinem Übungspartner den Satz (ohne das zu ergänzende Wort!) laut vor; der Satz soll dann möglichst zügig mit einem passenden „kleinen Wort" vervollständigt werden.

Satz
Lass bitte das Licht … (an)
Es zieht, mach doch das Fenster … (zu)
Die Kinder packen ihre Weihnachtsgeschenke … (aus)
Der Fernsehkrimi fängt um acht Uhr … (an)
Der Wind schlägt das Fenster … (zu)
Die Mutter bringt den Kindern eine Überraschung … (mit)
Morgens lese ich die Zeitung gründlich … (durch)
Der Zug nach Frankfurt fährt pünktlich … (ab, los)
Echte Freunde halten auch in schweren Zeiten … (zusammen)
Vorsicht, die Milch kocht … (über)
Ich lade meine Freunde zum Geburtstag … (ein)
In der Wohnung ziehe ich meinen Mantel … (aus)
Der Gärtner gräbt die Beete … (um)
Ein kluger Mensch sorgt … (vor)
Am Wochenende schlafe ich mich gründlich … (aus)
Abends schließe ich die Haustür … (ab)
Dazu fällt mir nichts mehr … (ein)
Der See friert im Winter … (zu)
Die Schüler tragen das Gedicht laut … (vor)
Ich möchte meine Ruhe haben und schalte das Handy … (aus, ab)
Mein Freund bietet mir seine Hilfe … (an)
Der Lehrer bringt den Kindern das Rechnen … (bei)
Die Schüler klappen ihre Bücher … (auf, zu)
Gulasch brät man scharf … (an)
Der Zug fährt pünktlich … (ab, los)
Der Name meines früheren Nachbarn fällt mir nicht mehr …(ein)

Gehe du schon mal vor, ich komme … (nach)
Halte dich beim Treppensteigen am Geländer … (fest)
An den Wochenenden schlafe ich mich gründlich … (aus)
Der Bummelzug hält an jeder Haltestelle … (an)
Die Frau sucht sich ein Paar schicke Schuhe … (aus)
Die Frau probiert die schicken Schuhe … (an)
Unser Nachbar bringt sein ganzes Geld im Spielkasino … (durch)
Beim Feilschen kommt mir der Autohändler preislich sehr … (entgegen)
Viele Leute finden sich in Frankfurt einfach nicht … (zurecht)
Manche Studenten kommen mit ihrem Geld nicht bis zum Monatsende … (aus)
In unserem kleinen Städtchen ist wochenends nicht viel … (los)
Bei Lärm hält man sich die Ohren … (zu)
Diesen Stress halte ich nicht mehr lange … (aus, durch)
Die neuen Kollegen bringen alle eine gute Ausbildung … (mit)
In den heimischen Wäldern kommen keine Bären mehr … (vor)
Die Kinder denken sich eine lustige Geschichte … (aus)
Der Lehrer legt sich die Bücher für die nächste Stunde … (zurecht)
Der Bauer fährt eine reiche Ernte … (ein)
Montags morgens arbeiten die Schüler im Unterricht nicht gut … (mit)
Bei Regen stelle ich mein Fahrrad in der Garage … (unter, ab)
Spät am Abend geht die Party richtig … (los)
Die Preiserhöhungen regen mich jedes Mal aufs Neue … (auf)
Dazu fällt mir nichts mehr … (ein)
Vor Wut knalle ich die Türen … (zu)
Manche Leute halten sich nicht gerne in geschlossenen Räumen … (auf)
Der Postbote nimmt kein Bargeld mehr … (an, entgegen)
Meine Uhr geht eine Viertelstunde … (vor, nach)
Beim Kochen probiert man gerne einmal etwas Neues … (aus)
Der Gärtner pflanzt die Blumen … (ein)
Der Arzt checkt meine Blutwerte … (durch, ab)
Ich bringe das alte Gerümpel in meinem Keller … (unter)
Der Ast bricht mitten … (durch)
Ich trinke das Glas in einem Zug … (aus, leer)
Wer ein Wort nicht kennt, schlägt es im Wörterbuch … (nach)
Mein Nachbar dreht jeden Cent zweimal … (um)
Nach der Renovierung richte ich meine Wohnung ganz neu … (ein)

SPRICHWÖRTER ERGÄNZEN

DURCHFÜHRUNG In diesen gängigen Sprichwörtern fehlt das letzte Wort. Drei Lösungsmöglichkeiten werden angeboten; welches Wort ist das Richtige? Diese Förderübung kann sowohl mündlich als auch schriftlich (durch Ankreuzen) durchgeführt werden.

Viele Köche verderben den	❑ Kaffee
	❑ **Brei**
	❑ Nachtisch

Der Apfel fällt nicht weit vom	❑ Stamm
	❑ Birnbaum
	❑ Blatt

Wenn zwei sich streiten, freut sich der	❑ Kleinste
	❑ Fünfte
	❑ Dritte

Wo ein Wille ist, ist auch ein	❑ Pfad
	❑ Wort
	❑ Weg

Ein blindes Huhn findet auch mal ein	❑ Ei
	❑ Nest
	❑ Korn

Eine Schwalbe macht noch keinen	❑ Sommer
	❑ Winter
	❑ Feierabend

In der Not schmeckt die Wurst auch ohne	❏ Schmalz ❏ Brot ❏ Butter

Ordnung ist das halbe	❏ Maß ❏ Zimmer ❏ Leben

Wer die Wahl hat, hat die	❏ Auswahl ❏ Qual ❏ Ruhe

Den Letzten beißen die	❏ Hunde ❏ Fische ❏ Löwen

In der Not frisst der Teufel	❏ Spargel ❏ Gras ❏ Fliegen

Reden ist Silber, Schweigen ist	❏ Gold ❏ Ruhe ❏ Geld

Ist die Katze aus den Haus, dann tanzet die	❏ Braut ❏ Musik ❏ Maus

Wo ein Wille ist, ist auch ein	❏ Segen ❏ Weg ❏ Wort

Da liegt der Hase im	❏ Salz ❏ Wald ❏ Pfeffer

Wo Rauch ist, da brennt auch ein	❏ Licht ❏ Feuer ❏ Ofen

Die Zeit heilt alle	❏ Kranken ❏ Sorgen ❏ Wunden

Lieber den Spatz in der Hand, als die Taube auf dem	❏ Dach ❏ Baum ❏ Kopf

Es fällt kein Meister vom	❏ Dach ❏ Himmel ❏ Turm

Je später der Abend, desto schöner die	❏ Aussicht ❏ Getränke ❏ Gäste

SPRICHWÖRTER MIT KÖRPERTEILBEZEICHNUNGEN

DURCHFÜHRUNG In diesen gängigen Sprichwörtern mit Körperteilbezeichnungen fehlt das letzte Wort. Drei Lösungsmöglichkeiten werden angeboten; welches Wort ist das Richtige? Diese Förderübung kann sowohl mündlich als auch schriftlich durch Ankreuzen durchgeführt werden.

Dieser Streit geht mir sehr an die ____	❏ **Nieren** ❏ Nase ❏ Zehen

Ihm ist eine Laus über die ____ gelaufen.	❏ Ohren ❏ Leber ❏ Haare

Paul hat ein ____ auf Petra geworfen.	❏ Auge ❏ Knie ❏ Haar

Lügen haben kurze____	❏ Augen ❏ Beine ❏ Nasen

Peter freut sich ein Loch in den ____	❏ Rücken ❏ Fuß ❏ Bauch

Seit ihrem Lottogewinn leben die Müllers auf großem ____	❏ Fuß ❏ Zeh ❏ Daumen

Fass dich einmal an die eigene _____	❑ Stirn
	❑ Lippe
	❑ Nase

Einem geschenkten Gaul schaut man nicht ins _____	❑ Auge
	❑ Maul
	❑ Ohr

Petra zeigt Paul die kalte _____	❑ Nase
	❑ Hand
	❑ Schulter

Vor lauter Angst läuft es Paula eiskalt über den _____	❑ Nacken
	❑ Rücken
	❑ Schenkel

Eine _____ wäscht die andere.	❑ Hand
	❑ Wade
	❑ Brust

Vier _____ sehen mehr als zwei.	❑ Ohren
	❑ Wangen
	❑ Augen

Entscheidungen lassen sich nicht immer übers _____ brechen.	❑ Knie
	❑ Ohr
	❑ Bein

Nach dem heftigen Regen war Petra nass bis auf die _____	❏ Füße ❏ Haare ❏ Knochen
Mir fällt das Wort nicht ein, aber es liegt mir auf der _____	❏ Nase ❏ Zunge ❏ Lippe
Wenn es den Kindern nicht schmeckt, essen sie mit langen _____	❏ Zähnen ❏ Haaren ❏ Beinen
Peter bewahrt auch vor einer Prüfung ruhig _____	❏ Kinn ❏ Blut ❏ Gesicht
Die ständige Erbsensuppe hängt Peter zum _____ heraus.	❏ Hals ❏ Arm ❏ Kopf
Petra hat das _____ auf dem rechten Fleck.	❏ Auge ❏ Kinn ❏ Herz
Nach einem langen Arbeitstag legt sich Paul spät abends endlich aufs _____	❏ Knie ❏ Ohr ❏ Herz
Peter und Paul möchte heute Abend zusammen einen zur _____ nehmen	❏ Wange ❏ Nase ❏ Brust

WORTFINDUNG 1

Bitte nennen Sie drei bis fünf Gegenstände, die Ihnen einfallen.

Welche Gegenstände findet man in der Küchenschublade?
→ Bratenwender ...

Welche Gegenstände findet man im Kleiderschrank?
→ Sacco ...

Welche Gegenstände findet man im Sekretariat eines Arztes?
→ Rezeptblock ...

Welche Gegenstände findet man im Pfadfinderlager?
→ Feuerstelle ...

Welche Gegenstände findet man im Papiermüllcontainer?
→ alte Brötchentüten ...

Welche Gegenstände findet man im Handschuhfach eines Autos?
→ Tempos ...

Welche Gegenstände findet man im Handyladen?
→ Vertragsvordrucke ...

Welche Gegenstände findet man im Wald?
→ Baumstümpfe ...

Welche Gegenstände findet man in einem Wanderrucksack?
→ Kompass ...

Welche Gegenstände findet man in der Fußgängerzone?
→ Brezelbüdchen ...

WORTFINDUNG 2

Bitte nennen Sie drei bis fünf Personen, die Ihnen einfallen.

Welche Personen findet man in der Hotelbar?
→ Kellnerin …

Welche Personen findet man im Kleiderschrank?
→ Privatdetektive …

Welche Personen findet man in der Arztpraxis?
→ Kranke …

Welche Personen findet man im Pfadfinderlager?
→ Wölfling …

Welche Personen findet man beim Ordnungsamt?
→ Politessen …

Welche Personen findet man in einer Auto-Vertretung?
→ Kunden …

Welche Personen findet man im Handyladen?
→ Ahnungslose …

Welche Personen oder Tiere findet man im Wald?
→ Dachse …

Welche Personen findet man auf Wanderwegen?
→ Schüler und Lehrer …

Welche Personen findet man in der Fußgängerzone?
→ Musikanten …

FRAGEN NACH TÄTIGKEITEN

DURCHFÜHRUNG Stellen Sie Ihrem Übungspartner mündlich die folgenden Fragen. Sie sollten kurz beantwortet werden – mit einem Kurzsatz, ggf. mit nur einem Wort, vorzugsweise einem Tätigkeitswort. In vielen Fällen gibt es natürlich mehrere Antwortmöglichkeiten. Bei Bedarf können ergänzende Lösungshinweise, Tipps oder Anbahnungshilfen gegeben werden. Bitte nicht mehr als zwanzig Fragen in einer Übungseinheit!

Was macht man mit einem Buch?	Lesen. Es lesen. Das Buch lesen. Man liest es. … usw.
Was macht man mit dem Kuli (Kugelschreiber)?	Schreiben.
Was macht man mit dem Getreide auf den Feldern?	Ernten.
Was macht man mit dem Fahrrad?	Radeln.
Was macht man mit einem Speiseeis?	Lecken.
Was macht man mit dem Unkraut im Blumenbeet?	Rupfen.
Was macht man mit zu langen Haaren?	Schneiden.
Was macht man, wenn man seinen Türschlüssel verloren hat?	Suchen.
Was macht man mit dem täglichen Hausabfall?	Entsorgen.
Was macht man, wenn die Uhr stehen bleibt?	Aufziehen.
Was macht man, wenn das Auto leer gefahren ist?	Tanken.
Was macht man mit gefrorener Tiefkühlkost?	Auftauen.
Was macht man mit einem platten Fahrradreifen?	Aufpumpen.
Was macht man mit einem Luftballon?	Aufblasen.
Was macht man mit dem schmutzigen Essgeschirr?	Spülen.
Was macht man mit einer kaputten Glühbirne?	Auswechseln.
Was macht man mit einem versunkenen Schatz?	Heben.
Was machen die Kühe auf der Weide?	Grasen.
Was machen die Gläubigen im Gotteshaus?	Beten.
Was macht der Patient mit seinen Tabletten?	Einnehmen.
Was machen die Kinder in der Schule?	Lernen.
Was macht man mit Blumen, die Wasser brauchen?	Gießen.
Was machte man, wenn die Socken ein Loch hatten?	Stopfen.
Was macht man zur Nachtzeit im Bett?	Schlafen.

Was macht das Schiff im Hafen?	Anlegen.
Was macht der Bäcker mit den Brötchen?	Backen.
Was macht der Gast im Wirtshaus?	Bestellen.
Was macht der Kunde im Ladengeschäft?	Kaufen.
Was macht man mit dem Auto auf den Straßen?	Fahren.
Was machen viele Leute im Urlaub?	Reisen.
Was macht man, wenn die Fenster schmutzig sind?	Putzen.
Was macht man mit den nassen Haaren?	Trocknen.
Was macht man mit dem Ball?	Spielen.
Was machen viele Leute beim Kartenspiel?	Mogeln.
Was macht der Briefträger mit der Post?	Austragen.
Was macht der Musiker mit der Trompete?	Blasen.
Was macht der Kaufmann mit der Ware?	Verkaufen.
Was macht man mit einer Pistole?	Schießen.
Was macht das Theaterpublikum nach der Vorführung?	Klatschen.
Was macht man mit seiner Kleidung?	Anziehen.
Was macht man mit einem Teller Suppe?	Löffeln.
Was macht das Pferd, wenn es Durst hat?	Saufen.
Was machen die Fans, wenn ein Tor fällt?	Jubeln.
Was macht man mit einem Messer, wenn es stumpf wird?	Schärfen.
Was macht man mit den Sommerreifen, bevor der Winter kommt?	Wechseln.
Was macht man mit dem Baby, wenn es weint?	Beruhigen.
Was macht man, wenn man Geburtstag hat?	Feiern.
Was macht man mit dem Apfel vor dem Essen?	Waschen.
Was macht der Jäger, bevor er schießt?	Zielen.
Was machen die Menschen, wenn sie traurig sind?	Weinen.
Was macht das Brot, wenn man es zu lange liegen lässt?	Schimmeln.
Was macht man mit dem Herbstlaub im Garten?	Rechen.
Was macht man mit dem Teppich, wenn er verstaubt ist?	Saugen.
Was macht der Wind, wenn es heftig stürmt?	Heulen.
Was macht man im Auto vor der roten Ampel?	Warten.

Was macht der Wachhund, wenn er vor einem Fremden warnt?	Bellen.
Was macht vor einer Reise mit seinem Koffer?	Packen.
Was macht man mit dem Fotoapparat?	Knipsen.
Was machen die Menschen mit ihrem Geld?	Ausgeben.
Was macht der Fisch im Wasser?	Schwimmen.
Was macht der Mann mit seinem Hut?	Aufsetzen.
Was machen zwei Bekannte, die sich begegnen?	Grüßen.
Was macht der Hund, wenn er sich freut?	Wedeln.
Was macht man mit dem Handy?	Anrufen.
Was macht das Pflaster auf der Haut?	Kleben.
Was machen die Kirchenglocken am Sonntag zur Messe?	Läuten.
Was macht die Katze mit der Maus?	Fangen.
Was macht das kleine Vöglein im Nest?	Piepsen.
Was macht die Blume auf der Wiese?	Blühen.
Was macht der Paketdienst mit den Päckchen?	Ausliefern.
Was macht der Schnee in der Sonne?	Schmelzen.
Was macht das Würstchen auf dem Rost?	Braten.
Was macht das Salz auf der Haut?	Brennen.
Was macht die modebewusste Frau mit ihren Fingernägeln?	Lackieren.
Was macht der Fernsehsender mit den Sonntagskrimis?	Wiederholen.
Was unternimmt man gegen eine kalte Wohnung?	Heizen.
Was macht das Pferd, wenn es Angst bekommt?	Fliehen.
Was macht das Rührei in der Pfanne?	Stocken.
Was macht man, wenn es am Arm juckt?	Kratzen.
Was macht man mit einer neuen Datei auf dem Computer?	Speichern.
Was macht man mit einer Computerdatei, die man nicht mehr braucht?	Löschen.
Was machen Arbeitnehmer, wenn sie mehr Lohn fordern wollen?	Streiken.
Was macht das Baby an der Flasche?	Nuckeln.
Was macht man mit einem stumpfen Bleistift?	Spitzen.

Was macht der Bummelzug an jedem Bahnhof?	Halten.
Was machen die Wettläufer auf den letzten Metern?	Spurten.
Was macht das Küken, wenn es ausgebrütet ist?	Schlüpfen.
Was macht man mit der Suppe, wenn sie nach Nichts schmeckt?	Salzen.
Was macht der Stürmer mit dem Elfmeter?	Verwandeln.
Was macht man in der heißen Sonne?	Schwitzen.
Was macht der Konzertbesucher?	Zuhören.
Was macht der Förster auf dem Hochsitz?	Beobachten.
Was macht der Lehrer mit den Schülern am Ende des Schuljahres?	Prüfen.
Was macht man mit dem Hammer?	Nageln.
Was macht der Wind mit dem Neuschnee?	Verwehen.
Was macht das Telefon, wenn jemand anruft?	Klingeln.
Was macht der Pfarrer beim Gottesdienst?	Predigen.
Was macht der Metzger mit dem Fleisch beim Verkaufen?	Wiegen.
Was macht das Auto in der Garage?	Parken.
Was macht das Wasser, wenn es kocht?	Sprudeln.
Was macht der Vogel mit seinen Flügeln?	Flattern.
Was machen viele Leute beim Schlafen?	Schnarchen.
Was macht man mit Feuerholz?	Verbrennen.
Was macht man mit der Zigarre?	Rauchen.
Was macht man, wenn man nichts sagt?	Schweigen.
Was macht man mit Zahlen?	Rechnen.
Was macht man, wenn jemand traurig ist?	Trösten.
Was macht der Zahnarzt bei einem faulen Zahn?	Bohren.
Was macht der Misthaufen auf dem Bauernhof?	Stinken.
Was macht man mit einem verwohnten Zimmer?	Renovieren.
Was macht die Polizei mit Blaulicht und Sirene?	Warnen.
Was macht die Bank mit dem Geld ihrer Kunden?	Anlegen.
Was machen die Leute im Kurpark?	Spazieren.
Was machen die kleinen Kinder im Sandkasten?	Spielen.
Was macht der Lehrer mit den Arbeiten der Schüler?	Korrigieren.
Was macht die Mutter mit ihrem hungrigen Baby?	Füttern.

LESEN UND SCHREIBEN: KLEINE WÖRTER IN LANGEN WÖRTERN FINDEN

DURCHFÜHRUNG Aus den Buchstaben des vorgegebenen Wortes sollen neue Wörter gebildet werden. Das können sehr kurze (z.B. *in*) oder längere Wörter sein (z.B. *Garten*). In allen Fällen gibt es mehrere Möglichkeiten. Legen Sie eine Liste an.

Kindergarten → Kind, Garten, in, der, gar, Art, Tee, nein, Kita, Rede, reden, Rind, Rinde, Karte ...
Pritschenwagen → Nase ...
Steinkohlenteeröl → löten ...
Fussballendspiel
Kreuzworträtselheft
Bahnhofswartesaal
Lesesaalaufsicht
Vergangenheit
Wellnesshotel
Sommerschlussverkauf
Wochenendhaus
Gepäckausgabe
Vergnügungsviertel
Gartenbaubetrieb
Autobahnbrücke
Strandklause

FÖRDEREINHEIT ORIENTIERUNG UND VERSPRACHLICHUNG PRAKTISCHER ALLTAGSHANDLUNGEN

Im Mittelpunkt dieser Fördereinheit stehen grundsätzliche Aspekte der persönlichen, räumlichen und zeitlichen Orientierung, wie z.B. Vertikalität und Horizontalität und des Vorher und Nachher - so wie sie sprachlich realisiert werden. Darüber hinaus geht es auch um Aufgaben zur Orientierung im Alltag, z.B. in der Wohnung und im Wohnort.

Titel	Seite
Oben und Unten	208
Vorne und Hinten	210
Speiseplan für die Woche	212
Ordnung in der Küche	214
Orte und Zeiten	215
Ort und Richtung	216
Vorher und Nachher	217
Zeiten und Zeitstufen	220
⌛ Was geschah vorher?	223
Wie oft?	225
Pflegepersonal	226
Verbales Gedächtnis: Listen 1 - 2	227
Zeitliche Reihenfolge von Ereignissen	229
Orientierung im Ort	232
⌛ Komplexe Handlungsfolgen	234
⌛ Orientierung im Gespräch	236

OBEN UND UNTEN

DURCHFÜHRUNG Vorgegeben sind jeweils zwei Teile eines Gegenstandes. Was befindet sich oben, was befindet sich unten? Die richtige Lösung kann in der unteren Zeile notiert werden.

Haus	Keller	Dach
Wo?	**unten**	**oben**

Fluss	Mündung	Quelle
Wo?		

Baum	Krone	Wurzel
Wo?		

Mensch	Kopf	Füße
Wo?		

Kleidung	Schuhe	Mütze
Wo?		

Zimmer	Decke	Boden
Wo?		

Auto	Dachreling	Räder
Wo?		

Hund	Pfoten	Ohren
Wo?		

Dusche	Duschwanne	Duschkopf
Wo?		

Berg	Gipfel	Fuß
Wo?		

Blume	Wurzel	Blüte
Wo?		

See	Grund	Wasserspiegel
Wo?		

Mensch	Sohle	Scheitel
Wo?		

Schiff	Maschinenraum	Brücke
Wo?		

Balkon	Markise	Geländer
Wo?		

Militär	General	Soldat
Wo?		

Firma	Angestellter	Abteilungsleiter
Wo?		

Abfalleimer	Deckel	Pedale
Wo?		

Fahrrad	Kette	Sattel
Wo?		

Kuh	Hörner	Euter
Wo?		

VORNE UND HINTEN

DURCHFÜHRUNG Vorgegeben sind jeweils zwei Teile eines Gegenstandes. Was befindet sich vorne, was befindet sich hinten? Die richtige Lösung kann in der unteren Zeile notiert werden.

Zug	Lokomotive	Waggon
Wo?	**vorne**	**hinten**

Schiff	Heck	Bug
Wo?		

Mensch	Rücken	Gesicht
Wo?		

Fahrrad	Lenker	Gepäckträger
Wo?		

Fuß	Zehen	Ferse
Wo?		

Katze	Schwanz	Nase
Wo?		

Auto	Motor	Kofferraum
Wo?		

Armbanduhr	Gehäusedeckel	Zifferblatt
Wo?		

Rennbahn	Start	Ziel
Wo?		

Bahnhof	Haupteingang	Gleise
Wo?		

Uhr	Zifferblatt	Gehäusedeckel
Wo?		

Kaffeekanne	Henkel	Schnute
Wo?		

Fahrrad	Gepäckträger	Lenker
Wo?		

Ente	Pürzel	Schnabel
Wo?		

Alphabet	Buchstabe X	Buchstabe C
Wo?		

Anorak	Kapuze	Knöpfe
Wo?		

Münze	Kopf	Zahl
Wo?		

Illustrierte	Witzseite	Titelblatt
Wo?		

Elefant	Rüssel	Schwanz
Wo?		

Kinofilm	Abspann	Vorspann
Wo?		

Collier	Verschluss	Edelsteine
Wo?		

SPEISEPLAN FÜR DIE WOCHE

DURCHFÜHRUNG Der Übersichtlichkeit der Aufgabe halber sind die Speisen in Gruppen zu je zehn aufgeteilt. Die Zuordnung zu den Tagen erfolgt nach Belieben.

Wochentag	Vorspeise	Hauptgericht	Nachspeise
Sonntag			
Montag			
Dienstag			
Mittwoch			
Donnerstag			
Freitag			
Samstag			
Beilagen			

Sortieren Sie nun die folgenden - bunt durcheinander gewürfelten - Gerichte: Was passt als Vorspeise, als Hauptgericht und als Nachspeise? Was alles gehört zur Beilage?

Hühnerbrühe, Hackbraten, Schokopudding Reis, Rippchen, Fischfilet, Frühlingssuppe, Vanilleeis, Rote Grütze, Erbseneintopf

Kartoffeln, Matjes, Schnitzel, Schmorbraten, Erdbeereis, Kartoffelpüree, Spätzle, Spaghetti, Hähnchenbrust, Fruchtjoghurt

Milchreis, Grießbrei, Gulasch, Königsberger Klops, Knödel, Huhnfrikassee, Rhabarbermus, Rouladen, Fruchtjoghurt, Gemüsepfännchen

Bratwurst, Makkaroni, Hähnchenbrust, Reibekuchen, Speckpfannkuchen, Obstsalat Kohlrouladen, Fruchtjoghurt, Putenschnitzel, Frühlingssuppe

ORDNUNG IN DER KÜCHE

DURCHFÜHRUNG Die unten aufgelisteten Lebensmittel, Geschirre und Töpfe gehören alle zu einer Küche und in die Küche. Die Gegenstände sollen der passenden Rubrik in der Tabelle zugeordnet werden.

> Butter, Bratpfanne, Schinken, Teller, Möhren, Suppentopf, Speisequark, Milch, Zuckerdose, Bier, Milchkännchen, Teetasse, Schnittkäse, Kaffeekanne, Schokocreme, Joghurt, Schnellkochtopf, Sauciere, Gemüseschüssel, Frischkäse, Marmelade, Kasserolle, Salat, Kaffeetasse, Römertopf, Limonade, Bratwurst, Terrine, Tiefkühlfisch, Salami, Fleischplatte, Suppenteller, Sahne, Margarine, Speck

Was gehört wohin?

Kühlschrank	Geschirrschrank	Topfschrank

ORTE UND ZEITEN

DURCHFÜHRUNG Die folgenden Ausdrücke sollen zunächst laut gelesen und danach in die unten stehende Tabelle sortiert werden: Welche Ausdrücke sind Ortsangaben, welche Ausdrücke sind Zeitangaben?

in der Stadt	in den Bergen
am Morgen	zu Mittag
vor der Tür	ab fünf Uhr
zu Hause	bis heute Abend
in wenigen Minuten	für zwei Wochen
auf der Autobahn	vor der Arbeit
nach der Schule	im Betrieb
hinter der Schule	auf dem Tisch
bei der Besprechung	vor dem Spaziergang
vor dem Start	nach Dienstschluss
vor Beginn	an der Schranke
am Abend	in der Woche
unter Tage	auf der Reise
neben der Uhr	am Samstag
zum Geburtstag	bei Tisch

Ortsangaben	**Zeit**angaben
1.	1.
2.	2.
3.	3.
4.	4.
5.	5.
6.	6.
7.	7.
8.	8.
9.	9.
10.	10.
11.	11.
12.	12.

ORT UND RICHTUNG

DURCHFÜHRUNG Die folgenden Ausdrücke sollen zunächst laut gelesen und danach in die unten stehende Tabelle sortiert werden: Welche Ausdrücke sind reine Ortsangaben, welche Ausdrücke sind Richtungsangaben?

zur Schule	im Bahnhof
in den Garten	in das Buch
im Glas	im Auto
vor der Hütte	an die Wand
in die Tasche	am Bahnhof
auf der Straße	ins Büro
an der Wand	im Sessel
auf den Stuhl	in die Berge
im Lager	zur Fußgängerzone
am Flussufer	in den Bahnhof
ins Feuer	am Strand
nach Hause	in die Tasse
in den Zoo	im Haus
in der Wand	ins Schwimmbad
zum Bahnhof	im Laden

Ortsangaben	Richtungsangaben
1.	1.
2.	2.
3.	3.
4.	4.
5.	5.
6.	6.
7.	7.
8.	8.
9.	9.
10.	10.
11.	11.
12.	12.

VORHER UND NACHHER

DURCHFÜHRUNG Der Übungspartner soll die folgenden Sätze laut vorlesen, bei Bedarf mit Hilfe. In den Sätzen ist jeweils von zwei verschiedenen Handlungen die Rede. Welche Handlung kommt zuerst und welche kommt danach?

Bevor Paul frühstückt, macht er Frühsport.

Es geht um die folgende Frage:

Was macht Paul zuerst? Frühstückt er zuerst oder macht er zuerst Frühsport?

Die richtige Antwort lautet in diesem Fall:

Paul macht zuerst Frühsport, dann frühstückt er.

ANMERKUNG Die Frage muss nicht zwingend in der vorstehenden Form beantwortet werden. Wichtig ist nur, dass es gelingt, den richtigen Sachverhalt zu übermitteln; d.h. die Antwort kann z.B. auch durch Zeigen o.ä. übermittelt werden. Zur vereinfachten Darstellung des Sachverhaltes und zur Lösung der Aufgabe kann auch das unten stehende Schema verwendet werden. Die entsprechenden Teilsätze sind jeweils mit dem Etikett *vorher* bzw. *nachher* zu versehen.

Bevor Paul frühstückt	macht er Gymnastik.
nachher	**vorher**

Bevor Paul Zeitung liest	setzt er sich aufs Sofa.

Paul besucht seine Tante	bevor er sein Auto putzt.

Bevor Paul Ski fährt	geht er zur Wetterwarte.

Paul geht zum Frisör	bevor er in die Oper geht.

Paul schießt ein Tor	bevor die Halbzeit vorbei ist.

Bevor Paul den Witz erzählt	muss er selber lachen.

Der Schneider nimmt Maß	bevor er die Hose näht.

Bevor Onkel Paul zu Besuch kommt	bringt er sein Auto zur Reparatur.

Paul verkauft sein Auto	bevor es zu alt ist.

Tante Paula deckt den Tisch	bevor sie die Gäste zum Essen bittet.

Paul riecht an der Zigarre	bevor er sie anzündet.

Bevor das Gewitter losging	war Windstille.

Onkel Paul trinkt sein Bierglas leer	bevor er aufsteht.

Bevor Onkel Paul in den Zug steigt	kauft er sich eine Fahrkarte.

Tante Paula hat die Fenster geöffnet	nachdem das Essen angebrannt ist.

Paul guckt kein Fernsehen mehr	nachdem der Sport vorbei ist.

Nachdem Pauls Regal umgestürzt ist	kauft er ein neues.

Das Morgenrot sieht man schon	bevor die Sonne aufgeht.

Bevor die Scholle gebacken wird,	wälzt man sie in Mehl.

Das Handbuch liest man durch,	bevor man das Computerprogramm installiert.

ZEITEN UND ZEITSTUFEN

DURCHFÜHRUNG Die folgenden Sätze sollen zeitlich eingeordnet werden. Findet die Handlung in der Vergangenheit, der Gegenwart oder in der Zukunft statt? Die richtige Lösung soll angekreuzt werden. Manchmal gibt es mehrere Möglichkeiten!

Peter und Paul **trinken** ein Glas Wein zusammen.	❏ Vergangenheit ❏ **Gegenwart** ❏ Zukunft
Peter und Paul **haben** ein Glas Wein zusammen **getrunken**.	❏ **Vergangenheit** ❏ Gegenwart ❏ Zukunft
Peter und Paul **werden morgen** ein Glas Wein zusammen **trinken**.	❏ Vergangenheit ❏ Gegenwart ❏ **Zukunft**
Paul trägt den Wäschekorb in die Waschküche.	❏ Vergangenheit ❏ Gegenwart ❏ Zukunft
Die Radler haben ihre Tour zum Großen Feldberg erfolgreich beendet.	❏ Vergangenheit ❏ Gegenwart ❏ Zukunft
Petra und Paula wollen morgen zum Einkaufsbummel in die Stadt fahren.	❏ Vergangenheit ❏ Gegenwart ❏ Zukunft

Der Präsident möchte in Kürze eine Erklärung abgeben.	❏ Vergangenheit ❏ Gegenwart ❏ Zukunft

Der Wollpullover kostet im Winterschlussverkauf nur noch halb so viel wie vorher.	❏ Vergangenheit ❏ Gegenwart ❏ Zukunft

Wir werden den Sommer wie üblich nach Italien ans Meer fahren.	❏ Vergangenheit ❏ Gegenwart ❏ Zukunft

Paul hat beim Lotto am Wochenende noch nie Glück gehabt.	❏ Vergangenheit ❏ Gegenwart ❏ Zukunft

Die Neuwahl im nächsten Monat wird kein anderes Ergebnis bringen - sagen die Umfragen.	❏ Vergangenheit ❏ Gegenwart ❏ Zukunft

Wir waren am Wochenende bei Tante Paula und Onkel Peter zu Besuch.	❏ Vergangenheit ❏ Gegenwart ❏ Zukunft

Der kleine Paul möchte einmal Ingenieur oder Flugkapitän werden.	❏ Vergangenheit ❏ Gegenwart ❏ Zukunft

Petra geht allein mit ihrem Hund in den Feldern spazieren.	❏ Vergangenheit ❏ Gegenwart ❏ Zukunft

Das Gericht kam erst nach längerer Beratung zu einem Urteil.	❏ Vergangenheit ❏ Gegenwart ❏ Zukunft

Ruhig und gleichmäßig atmend beginnt Paula am Morgen ihren Wald-Lauf.	❏ Vergangenheit ❏ Gegenwart ❏ Zukunft

Achtung! Diese letzten Beispielsätze haben eine Besonderheit!

Ich freue mich immer auf den Montag-Abend-Krimi und verpasse keine Folge.	❏ Vergangenheit ❏ Gegenwart ❏ Zukunft

Der Schulbus verspätet sich jeden Morgen.	❏ Vergangenheit ❏ Gegenwart ❏ Zukunft

Petra geht meistens allein mit ihrem Hund in den Feldern spazieren.	❏ Vergangenheit ❏ Gegenwart ❏ Zukunft

Petra möchte allein mit ihrem Hund in den Feldern spazieren gehen.	❏ Vergangenheit ❏ Gegenwart ❏ Zukunft

WAS GESCHAH VORHER?

DURCHFÜHRUNG Aller Anfang ist schwer. Bevor man das eine macht, hat man schon etwas anderes getan. Helfer und Übungspartner lesen gemeinsam den jeweiligen Satz durch. Anschließend soll die Frage beantwortet werden: Was wurde vorher gemacht? Was musste vorher gemacht werden?

Was wird gemacht?	Was wurde **vorher** gemacht?
Frau Schmitz schaltet den Fernseher aus.	**Sie hat ferngesehen.**
Der Mann trocknet das Geschirr ab.	
Der kleine Peter räumt sein Zimmer auf.	
Die Frau fährt ihr Auto in die Garage.	
Der Friseur fegt die Haare vom Boden.	
Die Urlauberin packt ihre Koffer aus.	
Der Gartenfreund trägt das Laub zum Komposthaufen.	
Die Hausfrau nimmt die Wäsche von der Leine.	
Das Kind rollt die Drachenschnur ein.	
Der Bademeister steigt aus dem Schwimmbecken.	
Der Kellner gießt den Wein ein.	
Die Männer polieren ihre Autos.	
Die Frau sucht ihren Schlüssel.	
Die Frisörin föhnt die Haare.	
Der Dekorateur hängt die Gardinen auf.	
Die Kundin bezahlt an der Kasse im Supermarkt.	
Die Leseratte schlägt das Buch zu.	
Der Mechaniker macht Mittagspause.	

Susi repariert den Fahrradschlauch.	
Ute wischt sich den Fleck von der Bluse.	
Der Filmfan nimmt einen Videofilm auf.	
Der Grillfreund nimmt die alte Kohle aus dem Grill.	
Das Kind rutscht die Rutschbahn herunter.	
Der Junge bindet sich die Schuhe zu.	
Herr Schmitz nimmt die Wäsche aus der Waschmaschine.	
Paul rollt das Staubsaugerkabel auf.	
Das Flugzeug setzt zur Landung an.	
Peter näht den Hosenknopf wieder an.	
Der Gärtner recht das Laub zusammen.	
Die Frau tankt ihr Auto auf.	
Die Sonne geht unter.	
Die Mutter klebt ein Pflaster auf die Wunde.	
Der Einfamilienhausbesitzer mäht den Rasen.	
Paula sitzt gerade in der Badewanne und wäscht sich.	
Die Maurer verputzen die Wand.	
Herr Müller wischt sein Auto trocken.	
Frau Müller lässt ihr selbst gemaltes Bild rahmen.	
Die Firma ist in der Wirtschaftskrise in Konkurs gegangen.	
Der Raucher drückt seine Zigarette aus.	
Frau Meier presst sich eine Apfelsine aus.	

WIE OFT?

DURCHFÜHRUNG Manches tut man ständig, anderes so gut wie nie. Bitte ergänzen Sie in der Tabelle, wie oft Sie einer bestimmten Tätigkeit nachgehen. Wählen Sie ein passendes Wort aus dem Lösungskasten aus.

Tätigkeit	Wie oft?
Ich gucke Fernsehen.	
Ich höre Radio.	
Ich lese Zeitung.	
Ich sortiere Briefmarken.	
Ich gehe mit dem Hund spazieren.	
Ich koche Kaffee.	
Ich mache Familienbesuche.	
Ich lese Krimis.	
Ich telefoniere mit meinen Verwandten.	
Ich lese meinen Enkelkindern vor.	
Ich gehe spazieren.	
Ich treffe mich mit Freunden / Freundinnen.	
Ich gehe einkaufen.	
Ich löse Kreuzworträtsel.	
Ich pflege meinen Garten.	
Ich spiele mit meiner Katze.	
Ich mache kleine Ausflüge.	
Ich surfe im Internet.	
Ich setze mich ins Café.	

immer   manchmal   selten   häufig   nie

PFLEGEPERSONAL

DURCHFÜHRUNG Wer kommt wann? Menschen mit dementiellen Störungen können sich nicht immer die Namen der Mitarbeiterinnen und Mitarbeiter ihres Pflegedienstes merken. Mit einem „Namensplan" ist es möglich, dies für die Betroffenen übersichtlicher zu gestalten.

	morgens	mittags	abends
Montag			
Dienstag			
Mittwoch			
Donnerstag			
Freitag			
Samstag			
Sonntag			

	morgens	mittags	abends
Montag			
Dienstag			
Mittwoch			
Donnerstag			
Freitag			
Samstag			
Sonntag			

VERBALES GEDÄCHTNIS: LISTEN 1

DURCHFÜHRUNG Die folgenden Listen sollen mehrfach laut vorgelesen und anschließend in Stillarbeit auswendig gelernt werden; pro Übungseinheit nicht mehr als zwei Listen nacheinander! Die Listen sind als Übungsbeispiele zu verstehen. Nutzen Sie die Blankoliste der folgenden Seite, um auch Beispiele Ihrer eigenen Wahl auszusuchen. Ergänzen Sie dabei z.B. Namen von Verwandten, Freunden oder Bekannten.

Einkaufsliste	Namensliste
1 kg Äpfel	Paul Müller
1 Fl. Multivitaminsaft	Gabriele Schmidt
1 Dose Büchsenmilch	Peter Schulze
2 Schweineschnitzel	Jessica Hoffmann

Wunschzettel	To-do-Liste (Erledigungen)
Zeichentrickfilm	Paket zur Post bringen
Feuerwehrauto	Rechnung Buchversand überweisen
Puppenstube	Rezept beim Arzt abholen
Bastelset	Küchenfenster putzen

Lieblingsfilme	Lieferschein	
Die Feuerzangenbowle	1 Damenpulli wollweiß	✓
12 Uhr Mittags	1 Arbeitskittel grau	✓
Schokolade zum Frühstück	1 Paar Sandalen braun	✓
Pauline am Strand	1 Pack Teelichter weiß	✓

Urlaubsländer	Terminliste
Österreich	8.30 Blutdruckkontrolle
Italien	11.00 Sole-Inhalation Kurpark
Holland	15.00 Zahnarzt Dr. Steinbeiß
Belgien	18.30 Yoga-Gruppe

LISTEN 2: BLANKOLISTEN

Einkaufsliste	Namensliste

Wunschzettel	To-do-Liste (Erledigungen)

Lieblingsfilme	Packliste

Terminliste	Telefonliste

ZEITLICHE REIHENFOLGE VON EREIGNISSEN

DURCHFÜHRUNG Die drei Sätze sollen hinsichtlich der zeitlichen Abfolge der Ereignisse geordnet werden. Was geschieht zuerst, was kommt dann, und womit endet der Vorgang? Die Reihenfolge der Ereignisse kann mit Zahlen bezeichnet werden. Zuerst sollen alle Sätze laut vorgelesen werden, wenn möglich vom Übungspartner.

Herr Müller sucht den richtigen Sender.	2
Herr Müller guckt seinen Lieblingskrimi.	3
Herr Müller schaltet seinen Fernseher ein.	1

Die Reihenfolge der drei Beispielsätze ist zeitlich gesehen falsch. Zuerst wird der Fernseher eingeschaltet, dann sucht Herr Müller den richtigen Fernsehsender, zum Schluss guckt er seinen Lieblingskrimi.

Die Schnürsenkel werden gebunden.	
Die Schuhe werden angezogen.	
Die Strümpfe werden angezogen.	

Der Angerufene meldet sich.	
Die Telefonnummer wird gewählt.	
Das Freizeichen wird abgewartet.	

Der Tee kann getrunken werden.	
Der Tee wird aufgegossen.	
Der Tee zieht fünf Minuten.	

Das Küken schlüpft aus dem Ei.	
Das Huhn legt ein Ei.	
Das Huhn brütet das Ei aus.	

Paul bezahlt das Buch.	
Paul geht in die Buchhandlung.	
Paul sucht sich einen Krimi aus, der neu erschienen ist.	

Petra steckt eine Tulpenzwiebel in die Erde.	
Petra gräbt ein kleines Loch im Blumenbeet.	
Petra deckt mit Erde alles zu und gießt die Tulpe an.	

Herr Müller schraubt die neue Birne ein.	
Herr Müller nimmt die Ersatzbirne aus der Packung.	
Herr Müller schraubt die kaputte Birne aus der Lampe aus.	

Die Vögel fangen Insekten für ihre Jungen.	
Die Vögel füttern ihre Jungen im Nest.	
Die Vögel brüten ihre Eier aus.	

Paul installiert die neue Software für sein Büro.	
Paul startet seinen Computer.	
Paul probiert die neue Büro-Software aus.	

Herr Müller bindet sich die Krawatte.	
Herr Müller zieht sein Unterhemd an.	
Herr Müller zieht sein Oberhemd an.	

Frau Müller startet den Motor.	
Frau Müller öffnet die Tür von ihrem Auto.	
Frau Müller steckt den Schlüssel ins Zündschloss.	

Paula sucht sich eine Apfelsine aus.	
Paula isst die Apfelsine.	
Paula schält die Apfelsine.	

Peter kauft im Supermarkt ein Paket Bohnenkaffee.	
Paul bezahlt den Bohnenkaffee an der Kasse.	
Die Verkäuferin gibt Paul das Wechselgeld.	

Der Busfahrer öffnet den Schülern die Einstiegstür.	
Die Schüler warten auf den Bus zur Schule.	
Die Schüler gehen am frühen Morgen zur Bushaltestelle.	

Herr Müller spritzt sein Auto ab und schäumt es ein.	
Herr Müller trocknet sein Auto mit dem Fensterleder.	
Herr Müller fährt sein Auto in die Waschanlage.	

Paul gewinnt einen weißen Teddybär.	
Paul öffnet das Los und liest.	
Paul kauft sich auf der Kirmes ein Glückslos.	

Sie holt die Briefe aus dem Kasten.	
Petra öffnet die Briefe und liest sie.	
Petra schaut in ihrem Briefkasten nach der Post.	

Paul hat ein schönes Bild gemalt.	
Paul hängt das Bild an die Wand.	
Paul schlägt einen Nagel in die Wand.	

ORIENTIERUNG IM ORT

DURCHFÜHRUNG In dieser Förderübung sollen Weg- und Streckenbeschreibungen zu bekannten Zielen gegeben werden. Die Ziele können (und müssen) selbstverständlich den örtlichen Gegebenheiten beim Übungspartner angepasst werden. Bei den zwei letzten Items besteht die Möglichkeit, eigene Ziele auszuwählen und einzutragen. Zur Lösung soll der Übungspartner Weg- oder Streckenbeschreibungen möglichst aus seiner eigenen Ortskenntnis geben. Eine Skizze des Weges oder die Zuhilfenahme einer Ortskarte kann bei der Lösung hilfreich sein.

1. Bitte beschreiben Sie den Weg zum nächsten Supermarkt.

2. Bitte beschreiben Sie den Weg zur nächsten Bushaltestelle (Bahnhaltestelle, Taxistand).

3. Bitte beschreiben Sie den Weg zu Ihrem Hausarzt (Zahnarzt).

4. Bitte beschreiben Sie den Weg zum Rathaus (Bürgerhaus, Stadtverwaltung).

5. Bitte beschreiben Sie den Weg zu Ihrem Lieblingscafé (Restaurant, Gaststätte).

6. Bitte beschreiben Sie den Weg zur nächsten Bäckerei (Metzgerei, Supermarkt).

7. Bitte beschreiben Sie den Weg zur Kirche in Ihrer Gemeinde (Gotteshaus).

8. Bitte beschreiben Sie Ihren liebsten Spazierweg im Ort.

9. Bitte beschreiben Sie den Weg zum _____ .

10. Bitte beschreiben Sie den Weg zum _____ .

Weitere mögliche Ziele: Schwimmbad, Apotheke, Postamt, Bastel-Boutique, Drogerie, Getränke-Markt, Restaurant usw.

Bereichernd für diese Förderübung kann es sein, wenn man die Aufgabenstellung, mit einem tatsächlichen, gemeinsamen Weg zu dem gewünschten Ziel verbindet, falls sich eine solche Gelegenheit ergibt, z.B. wenn eine Besorgung zu machen ist.

Ggf. kann man auch eine vorher protokollierte Wegbeschreibung des Übungspartners auf diesem gemeinsamen Weg ausprobieren und „überprüfen".

Als eine zusätzliche Erweiterung dieser Förderübung bietet es sich an, nach dem Aufbewahrungsort von persönlichen Gegenständen in der Wohnung zu fragen. Zum Beispiel:

1. Wo liegt der Sommerhut?
2. Wo steht der Koffer (der Karton) mit den Familienfotos?
3. Wo wird das Strickzeug aufbewahrt?
4. Wo steht der Werkzeugkasten?
5. Wo hängt die Wetterstation?
… usw.

Entscheidend bei all diesen Aufgabenstellungen ist, dass eine sprachlich nachvollziehbare Wegbeschreibung oder eine Ortsangabe gegeben wird. Ob diese tatsächlich korrekt ist, ist eine andere Frage. Dies muss nicht unbedingt der Fall sein; je nach den örtlichen Gegebenheiten kann eine bestimmte Aufgabe auch eine zu komplexe Wegbeschreibung erfordern. Dies sollte der Helfer vor der Durchführung der Aufgabe abwägen.

KOMPLEXE HANDLUNGSFOLGEN

DURCHFÜHRUNG Handlungen, die in mehreren Schritten ausgeführt werden müssen, sollen sprachlich dargestellt werden. Die vorgegebenen Lösungsmöglichkeiten dienen nur zur Anregung für den Helfer, denn es gibt in allen Fällen mehrere Möglichkeiten, den Sachverhalt sprachlich zu erfassen. Sie sollen während der Durchführung der Übung abgedeckt bleiben. Die Bearbeitung dieser Förderübung erfolgt im Rahmen eines Gesprächs über das Thema: Zum Beispiel: *Was muss man zuerst tun? Was kommt dann? Wo kommen die Kartoffeln rein?* usw. Es empfiehlt sich, Notizen zu machen. Die Anzahl der erfassten Handlungsschritte kann natürlich unterschiedlich sein.

Wie kocht man Kartoffeln?	
1	Topf mit Wasser füllen
2	Kartoffeln hinzu fügen
3	Wasser und Kartoffeln zum Kochen bringen
4	etwa 20 Minuten kochen
5	Wasser abgießen

Wie kocht man Nudeln?	
1	Topf mit Wasser füllen
2	Wasser zum Kochen bringen
3	Nudeln in kochendes Wasser legen
4	Etwa 8 bis 10 Minuten kochen
5	Nudeln und Wasser in einem Sieb (Seih) abgießen

Wie näht man einen Knopf an?	
1	alte Fadenreste entfernen
2	Knopf aufsetzen und Faden durch ein Knopfloch ziehen
3	Faden von der Rückseite durchs andere Loch ziehen
4	usw. bis der Knopf sitzt
5	Faden um Fadensteg wickeln, verknoten und Rest abschneiden

Wie öffnet man eine Tür?
Wie betätigt man eine Dusche?
Wie bereitet man Tee zu?
Wie putzt man sich die Zähne?
Wie macht man ein Bett?
Wie verschickt man einen Brief (eine Ansichtskarte)?
Wie plant man seine Einkäufe?
Wie richtet man ein Mittagessen?
Wie bedient man ein Telefon (Handy)?
In welcher Reihenfolge ziehen Sie sich die Kleider an?
Wie deckt man den Frühstückstisch?
Wie tankt man das Auto auf?
Wie packt man seinen Koffer für eine Reise?
Wie pumpt man ein Fahrrad auf?
Wie bedient man eine Kaffeemaschine?
Wie reinigt man einen Rasierapparat?
Wie bedient man den Herd?
Wie bedient man den Backofen?
Wie bedient man den Mikrowellenherd?
Wie öffnet man eine Konservendose?

1	
2	
3	
4	

1	
2	
3	
4	

ORIENTIERUNG IM GESPRÄCH

DURCHFÜHRUNG Vorgegeben ist die kurze Schilderung einer Alltagssituation. Anhand von drei Möglichkeiten soll ausgewählt und angekreuzt werden, welche Äußerung in dieser Situation am besten passen würde. Die Frage lautet: Was würden Sie in der gleichen Situation sagen?

Sie freuen sich darüber dass Sie mit einem Freund oder einer Freundin im Park spazieren gehen. Was passt am besten?
❏ So, jetzt aber los!
❏ Schön, mit dir zusammen spazieren zu gehen!
❏ Ich glaube, das war's für heute!

Sie haben mit einem Bekannten oder einer Bekannten im Restaurant gegessen und möchten die Zeche für beide bezahlen. Was passt am besten?
❏ Jetzt geht's ans Zahlen!
❏ Dürfte ich dich wohl freihalten?
❏ Heute lade ich dich ein!

Sie möchten Passanten zu einer Geldspende für die örtliche Tafel (= Lebensmittel für Bedürftige) bewegen. Was würden Sie sagen?
❏ Es ist doch für einen guten Zweck!
❏ Würden Sie unsere Tafel mit einer kleinen Spende unterstützen?
❏ Ein paar Euro können Sie ruhig mal locker machen!

Sie erkundigen sich beim Apotheker über die Einnahme eines Medikamentes. Was passt am besten?
❏ Hat das nicht zu viele Nebenwirkungen?
❏ Muss man das vor oder nach den Mahlzeiten einnehmen?
❏ Dieses Zeug soll ich jetzt dreimal täglich schlucken?

Sie holen eine Jacke aus der Reinigung und stellen fest, dass alle Knöpfe abgegangen sind. Was würden Sie sagen?
❑ Das werden Sie mir büßen!
❑ Den Schaden ersetzen Sie mir aber. Die Knöpfe waren vor der Reinigung noch alle dran!
❑ So etwas können Sie mit jemand anderem machen!

Sie sprechen ihren Nachbarn wegen seiner entlaufenen Katze an? Was würden Sie sagen?
❑ Katze wieder da?
❑ Haben Sie Ihre Katze schon wieder gefunden?
❑ Haben Sie sich schon nach einer neuen Katze umgesehen?

Sie haben vier Richtige im Lotto und möchten in der Lottoannahmestelle ihren Gewinn abholen.
❑ Wieviel Geld haben Sie denn für mich?
❑ Würden Sie mir meinen Gewinn auszahlen?
❑ Her mit dem Geld!

Sie haben in einem schon älteren Prospekt ihres Discounters ein günstiges Angebot gefunden, dass sie noch gerne kaufen würden – eine Jacke. Was würden Sie fragen?
❑ Haben Sie noch welche von den Jacken, die Sie letzte Woche im Angebot hatten?
❑ Haben Sie mir eine Jacke zurückgelegt?
❑ Ich will diese Jacke haben!

Der Kellner im Festzelt serviert Ihnen ein Glas Bier, das zur Hälfte mit Schaum gefüllt ist. Was sagen Sie ihm?
❑ Mann, hab ich einen Durst!
❑ Das nehme ich nicht, bringen Sie mir bitte ein volles Glas!
❑ Bitte nur randvoll!

Sie bekommen zum Geburtstag ein besonders schönes Geschenk, über das Sie sich sehr freuen. Was sagen Sie?
❏ Das ist aber eine schöne Überraschung! ❏ Ich weiß gar nicht, was ich sagen soll! ❏ Das war aber nicht nötig!

Ihr Nachbar erzählt seine tollen Reiseeindrücke vom letzten Urlaub in die Karibik. Wie reagieren Sie?
❏ Oh, da würde ich auch gerne einmal hinfahren! ❏ Ich mag diese heißen Länder nicht! ❏ Das freut mich, dass es Ihnen dort so gut gefallen hat.

Nach einer langen Wanderung kommen Sie hungrig heim. Was sagen Sie?
❏ Wo bleibt das Essen? ❏ Jetzt muss ich unbedingt etwas essen. ❏ Was, der Kühlschrank ist leer?

Ein Nachbar, den Sie nicht leiden können, möchte Sie zu seiner Geburtstagsparty einladen. Wie reagieren Sie?
❏ Auf gar keinen Fall! ❏ Es tut mir leid, aber da habe ich schon etwas vor. ❏ Halten Sie es nicht für unpassend, mich einzuladen?

Ein alter Freund, der seinen Besuch angekündigt hatte, muss krankheitshalber plötzlich absagen. Was sagen Sie?
❏ Wie schade, dass du nicht kommen kannst! ❏ Das hättest du auch früher sagen können. ❏ Das ist doch nur eine faule Ausrede!

Sie möchten im Bus einen freien Sitzplatz neben einem anderen Fahrgast ansteuern. Was fragen Sie ihn?
❑ Rücken Sie mal ein Stück!
❑ Machen Sie sich mal nicht so dick!
❑ Ist dieser Platz noch frei?

Sie haben vergessen, Ihre Steuererklärung rechtzeitig abzugeben. Wie entschuldigen Sie sich?
❑ Leider habe ich viele wichtige Belege nicht früher erhalten.
❑ Ich habe einfach nicht dran gedacht.
❑ Nun machen Sie kein Drama daraus!

Bei der Kontrolle Ihres Kassenbons bemerken Sie, dass sich die Kassiererin vertan hat. Was sagen Sie?
❑ Hier, den Aufschnitt haben Sie mir doppelt berechnet!
❑ Können Sie nicht besser aufpassen?
❑ Also, so geht das aber nicht.

Ein Bettler hält Sie auf der Straße an und möchte ein bisschen Geld von Ihnen haben. Was sagen Sie ihm?
❑ Lassen Sie mich bloß in Ruhe!
❑ Tut mir leid, wir geben nichts!
❑ Hier sind ein paar Euro, aber versaufen Sie es nicht!

Völlig überraschend treffen Sie einen alten Schulkameraden auf der Straße. Wie reagieren Sie?
❑ Du hast dich aber verändert!
❑ Ja, was machst du denn hier?
❑ Also, du hast dich ja kein bisschen verändert!

Der Kellner im Restaurant schüttet Ihnen aus Versehen Soße über das Hemd. Wie reagieren Sie?
❏ Jetzt wird es mir aber zu bunt!
❏ So schmeckt es erst richtig gut!
❏ Sehe ich etwa aus wie mein Teller?

Eine Lotterie ruft Sie an und teilt mit, Sie hätten gewonnen. Dabei haben Sie gar nicht mit gemacht. Was sagen Sie?
❏ Falsch verbunden.
❏ Sie haben Ihr Gehirn wohl in der Lotterie gewonnen.
❏ Suchen Sie sich einen anderen Dummen!

Der Berater im Technik-Center hat Sie beim Kauf Ihres neuen Elektro-Herds freundlich und kompetent beraten. Wie bedanken Sie sich?
❏ Also, hier kaufe ich nie wieder!
❏ So gut beraten wird man nicht alle Tage.
❏ Ich kaufe ab jetzt nur noch bei Ihnen.

Ihr Uhrmacher bietet Ihnen anstelle Ihrer alten, reparaturbedürftigen Uhr eine neue, teure Luxusuhr an. Was sagen Sie ihm?
❏ Für so etwas gebe ich kein Geld aus!
❏ Danke, ich habe schon so eine ähnliche.
❏ Retro-Look ist gerade angesagt!

Völlig überraschend finden Sie Ihren angestammten Liegeplatz am Strand von mehreren Leuten und ihren Handtüchern belegt vor. Wie reagieren Sie?
❏ Das ist mein Platz, und das bleibt er auch!
❏ Die Handtücher kommen hier weg, aber fix!
❏ Da bin ich hier wohl fehl am Platz!

LITERATURVERZEICHNIS

Antos, Gerd & Eija Ventola (Hg.) 2010, Handbook of Interpersonal Communication. Berlin: Walter der Gruyter.

Augst, Gerhard 1998, Wortfamilienwörterbuch der deutschen Gegenwartssprache. Tübingen: Niemeyer.

Bara, Bruno 2010, Cognitive Pragmatics - The Mental Processes of Communication. Cambridge, MA.: MIT Press.

Baumann, Thomas et al. 2009, „Primär progressive Aphasie: Erinnern ohne Sprache". Schweiz Med Forum 9(37):646-650.

Becker-Mrotzek, Michael & Gisela Brünner (Hg.) 2004, Analyse und Vermittlung von Gesprächskompetenz. *forum ANGEWANDTE LINGUISTIK* Bd. 43. Frankfurt/M.: Peter Lang Verlag.

Block F., Kastrau F. 2004, „Primär progressive Aphasie". *Der Nervenarzt* 12:1167-1171.

Böhme, Gerhard 2007, Förderung der kommunikativen Fähigkeiten bei Demenz. Bern: Huber Verlag.

Brown, Colin & Peter Hagoort, 2001, The Neurocognition of Language. Oxford: OUP.

Bryan, Karen & Jane Maxim (Hg.) 2005, Communication Disability in the Dementias. London: Whurr Publishers.

Buscha, Joachim et al. 1998, Grammatik in Feldern. München: Max Hueber Verlag.

Dodge, Ellen & George Lakoff 2005, „Image Schemas: From linguistic analysis to neurological grounding". In: Hampe (Hg.) 2005:57-92.

Du Bois, John 2014, "Towards a Dialogic Syntax". Cognitive Linguistics 25.3:359-410.

Duszak, Anna & Urszula Okulska (Hg.) 2010, Language, Culture and the Dynamics of Age. Berlin: Walter de Gruyter.

Faßler, Manfred 1997, Was ist Kommunikation? München: Wilhelm Fink Verlag.

Feilke, Helmuth, 2012, "Was sind Textroutinen? Zur Theorie und Methodik des Forschungsfeldes." In: Helmuth Feilke & Katrin Lehnen (Hg.), Schreib- und Textroutinen. *forum ANGEWANDTE LINGUISTIK* 52:1-31.

M. F. Folstein, S. E. Folstein, P. R. McHugh, J. Kessler, P. Denzler und H. J. Markowitsch 1990, *Mini-Mental-Status-Test* (MMST). Göttingen: Hogrefe Verlag - Testzentrale.

Geeraerts, Dirk (Hg.) 2006, Cognitive Linguistics: Basic Readings. Berlin: Walter de Gruyter.

Granzow-Emden, Matthias 2013, Deutsche Grammatik verstehen und unterrichten. Tübingen: Narr Verlag

Hamilton, Heidi 2010, „Narrative as snapshot: Glimpses into the past in Alzheimer's discourse". In: Duszak & Okulska (Hg.) 2010:77-108.

Hampe, Beate (Hg.) 2005, From Perception to Meaning. Image Schemas in Cognitive Linguistics. Cognitive Linguistics Research 29. Berlin: Mouton de Gruyter.

Hartje, Wolfgang & Klaus Poeck (Hg.), 6.2006, Klinische Neuropsychologie. Stuttgart: Thieme.

Hielscher-Fastabend, Martina 2008, "Language Disorders." In: Rickheit & Strohner (Hg.) 2008:441-498.

Hjelmslev, Louis 1943 (1968), Prolegomènes à une théorie du langage. Paris: Editions de Minuit. (dän. Original : *Omkring sprogteoriens grundlæggelse*).

Hodges, John. R. & Karalyn Patterson 1996, „Nonfluent progressive aphasia and semantic dementia: A comparative neuropsychological study". *Journal of the International Neuropsychological Society* 2.6:511-524.

Hoffmann, Ludger 2013, Deutsche Grammatik. Berlin: Erich Schmidt Verlag.

Hoffmann, Ludger (Hg.) 2009, Handbuch der deutschen Wortarten. Berlin: Walter de Gruyter.

Hörmann, Hans 1994, Meinen und Verstehen. Frankfurt/M.: Suhrkamp Verlag.

Janicki, Karol 2011, "Communication and Understanding". *AILA Review* 24:68-77.

Jacoboni, Marco 2011, „The ontological priority of representations. The case of mirror neurons and language." *Language and Dialogue* 1.1:7-20.

Johannson Falck, Marlene & Raymond Gibbs 2012, „Embodied motivations for metaphorical meaning". *Cognitive Linguistics* 23-2, 251-272.

Jokel, Regina et al. 2006, "Treating anomia in semantic dementia: Improvement, maintenance, or both?" *Neuropsychological Rehabilitation* 16:241-256.

Jokel, Regina et al. 2009, "Relearning lost vocabulary in nonfluent progressive aphasia with MossTalk Words®". *Aphasiology* 23.2:175-191.

Kastner, Ulrich & Rita Löbach 2.2010, Handbuch Demenz. München: Urban & Fischer Verlag.

Kelter, Stephanie & Christopher Habel 1996, „Mentale Repräsentation von Sachverhalten beim Textverstehen". *Zeitschrift für Semiotik* 18.2-3:265-276.

J. Kessler, P. Denzler und H.J. Markowitsch 2.1999, *Demenz-Test* (DT). Göttingen: Hogrefe Verlag – Testzentrale.

Klüber, Maike et al. 2012, „wenn sie sonst jetzt zum eingriff keine fragen mehr haben dann unterschreiben (.) sie noch mal hier. Verständigungssicherung in anästhesiologischen Aufklärungsgesprächen – Arztangebote und Patientenfragen." Deutsche Sprache 40.3:240-268.

Korczak, Dieter et al. 2012, Effektivität der ambulanten und stationären geriatrischen Rehabilitation bei Patienten mit der Nebendiagnose Demenz. Schriftenreihe Health Technology Assessment (HTA) in der Bundesrepublik Deutschland 122. Köln: DIMDI.

Korpijaakko-Huuhka, Anna-Maija & Anu Klippi 2010, "Language and discourse skills of elderly people." In: Antos & Ventola (Hg.) 2010:481-508.

Kristiansen, Gitte et al. 2006, Cognitive Linguistics: Current Applications and Future Perspectives. Berlin: Walter de Gruyter.

Lange, Ina et al. 2012, „Charakteristiken der flüssigen und der nicht-flüssigen primär progressiven Aphasie." *Zeitschrift für Neuropsychologie.* 23.1:7-18

Leech, Geoffrey & Jan Svartvik 3.2002, A Communicative Grammar Of English. Harlow: Pearson Education.

Littlemore, Jeannette & Constanze Juchem-Grundmann (Hg.) 2010, Applied Cognitive Linguistics in Second Language Teaching and Learning. *AILA Review* Vol. 23. Amsterdam: John Benjamins.

Luhmann, Niklas 1987, Soziale Systeme. Frankfurt/M.: Suhrkamp Verlag.

Maxim, Jane & Karen Bryan 1994, Language of the elderly: A Clinical Perspective. London: Whurr Publishers.

Meibauer, Jörg et al. 2013 (Hg.), Satztypen des Deutschen. Berlin: Walter de Gruyter.

Poeck, Klaus & W. Hacke 11.2001, Neurologie. Berlin: Springer Verlag.

Pohl, Inge 2008, "Semantisches, pragmatisches und aphasisches Sprechen". In: Inge Pohl (Hg.) Semantik und Pragmatik: Schnittstellen. Frankfurt/M.: Peter Lang Verlag.

Pohl, Rüdiger 1982, „Acceptability of story continuations". In: August Flammer & Walter Kintsch (Hg.), Discourse Processing. Amsterdam: North-Holland Publ. 124-136.

Pulvermüller, Friedemann 2002, The Neuroscience of Language. On Brain Circuits of Words and Serial Order. Cambridge: Cambridge University Press.

Quasthoff, Uwe 2011, Wörterbuch der Kollokationen im Deutschen. Berlin: Walter de Gruyter.

Ramanathan, Vai 1997, Alzheimer Discourse: Some Sociolinguistic Dimensions. Mahwah, NJ: Lawrence Erlbaum Publishers.

Rickheit, Gert, Sabine Weiss & Hans-Jürgen Eikmeyer 2010, Kognitive Linguistik. Theorien, Modelle, Methoden. Tübingen: Francke Verlag.

Rickheit, Gert & Hans Strohner (Hg.) 2010, Handbook of Communication Competence. Berlin: Walter de Gruyter.

Rudzka-Ostyn, Brygida 2003, Word Power: Phrasal Verbs and Compounds. A Cognitive Approach. Berlin: Mouton de Gruyter.

Schecker, Michael 2003, „Sprache und Demenz." In: Reinhard Fiehler & Caja Thimm (Hg.), Sprache und Kommunikatiion im Alter. Radolfzell: Verlag für Gesprächsforschung. 278-292.

Schmitt, Reinhold 1997, „Unterstützen im Gespräch. Zur Analyse manifester Kooperationsverfahren." *Zeitschrift für Sprachwissenschaft* 16.1/2:52-82.

Simons, Berthold 1991, „Topologie des Gesprächs". In: Axel Körner & Berthold Simons (Hg.), Gruppentherapie in der Klinischen Linguistik. Bad Salzhausener Beiträge zur Aphasieforschung 1. Frankfurt/M.: Verlag Peter Lang.

Simons, Berthold 1997, Therapie akuter Aphasien. Bad Salzhausener Beiträge zur Aphasieforschung 7. Frankfurt/M.: Peter Lang Verlag.

Singer, Milton 1980, „Signs of the Self: An Exploration in Semiotic Anthropology: Distinguished Lecture for 1978". American Anthropologist 82.3:485-502.

Sinz, Erika 2003, „Begleitende Sprachtherapie bei Alzheimer-Demenz". In: Ingo Füsgen (Hg.), Zukunftsforum Demenz. 9. Workshop des „Zukunftsforum Demenz" 22./23. August 2003 in Bad Nauheim. Dokumentationsreihe Bd. 5. 35-42.

Statistisches Bundesamt (Hg.) 2011, Statistisches Jahrbuch 2011. Für die Bundesrepublik Deutschland mit „internationalen Übersichten". Wiesbaden: Statistisches Bundesamt.

Tomasello, Michael 2000, Die Ursprünge der menschlichen Kommunikation. Frankfurt/M.: Suhrkamp Verlag.

Trepel, Martin 4.2008, Neuroanatomie. Struktur und Funktion. München: Urban & Fischer.

Ullmer-Ehrich, Veronika 1979, "Wohnraumbeschreibungen". *Zeitschrift für Literaturwissenschaft und Linguistik* 9.33:58-83.

Vasireddi, A. et al. 2012, „Late Life Cognitive Activity Is Associated with Greater Diffusion Anisotropy in Brain White Matter". Vortrag gehalten auf der Jahrestagung der *Radiological Society of North America* vom 27.11. – 02.12. 2011 in Chicago Ill.

Vogt, Susanne 2007 „Zur Rolle von Gesten im Spracherwerb." In: J. Tesak (Hg.) 2007, An den Grenzen der Logopädie. Idstein: Schulz-Kirchner Verlag. 11-22.

Weinrich, Harald 1964, Tempus. Besprochene und erzählte Welt. Stuttgart: Kohlhammer Verlag.

Weniger, Thomas et al. 1994, „Progressive Aphasie ohne Demenz? Eine Falldarstellung mit Literaturübersicht". *Zeitschrift für Neuropsychologie* 5.1:69-75.

Zifonun, Gisela, Ludger Hoffmann & Bruno Strecker 1997, Grammatik der deutschen Sprache. Bde. 1 - 3. Berlin: Walter de Gruyter.

Benutzte Webseiten

alz.co.uk (Alzheimer's Disease International – The Global Voice of Dementia)

counterfactuals.uni-konstanz.de (What If - On the Meaning, Epistemology and Scientific Relevance of Counterfactual Claims and Thought-Experiments)

demenz-leitlinie.de (Informationsplattform zum Thema Demenz)

dwds.de (Das digitale Wörterbuch der deutschen Sprache des 20. Jahrhunderts)

thecochranelibrary.com (Med. Informationsportal für Ärzte, Patienten und Wissenschaftler)

wortschatz.uni-leipzig.de (Wortschatz-Portal der Universität Leipzig)

ANHANG: KOPIERVORLAGEN

❏ **KOPIERVORLAGEN** Die Kopiervorlage *Checkliste Übungspartner* dient dazu besondere Merkmale des Übungspartners, die für die Durchführung der Förderübungen wichtig sind, schriftlich festzuhalten. In diesem Zusammenhang sollten auch die Erwartungen und Ziele des Übungspartners besprochen und festgehalten werden. Soweit bekannt sollten auch bestehende sprachliche Auffälligkeiten oder Ausfälle notiert werden.

Die Kopiervorlage *Prüfliste* dient dazu, Leistungsveränderungen bei wiederholter Durchführung einer bestimmten Förderübung zu dokumentieren. In der obersten, leeren Zeile ist Platz für den Übungstitel. Richtige und falsche Lösungen können für jedes Item angekreuzt werden, dazu ist Raum für eventuelle Besonderheiten, die vermerkt werden sollten.

Die Kopiervorlage *Lerntagebuch* dient dazu, die Durchführung von Förderübungen zu dokumentieren zusammen mit einer Einschätzung des Erfolgs, z.B. in Form einer Schulnote. Das *Lerntagebuch* kann sowohl vom Helfer als auch vom Übungspartner selbst geführt werden.

Die Kopiervorlage *Soziolinguistische Daten* dient dazu, die prämorbiden Deutschkenntnisse und den Sprachgebrauch bei Betroffenen mit Migrationshintergrund festzustellen. Dies ist unerlässlich, um Fehleinschätzungen bei der Bewertung sprachlicher Leistungen zu vermeiden.

KOPIERVORLAGE: LERNTAGEBUCH

Name, Vorname, Ort

Titel Förderübung	Datum	Erledigt	Ergebnis

Bemerkungen – Positives – Negatives – Pläne

KOPIERVORLAGE: PRÜFLISTE

Name des Übungspartners, Vorname   Datum

Item	Richtig	Falsch	Bemerkungen / Besonderes*
1.			
2.			
3.			
4.			
5.			
6.			
7.			
8.			
9.			
10.			
11.			
12.			
13.			
14.			
15.			
16.			
17.			
18.			
19.			
20.			

* SK = Selbstkorrektur; HK = Korrektur durch Helfer; A = Abbruch oder Aufgabe der FÜ; U = Unsicherheiten.

KOPIERVORLAGE: CHECKLISTE ÜBUNGSPARTNER

Name des Übungspartners, Vorname	Datum
Beruf + Ausbildung	Geburtsort / Wohnort
Name des Helfers	
Teilhabeziele?	
Teilhabeziele?	

Besonderheiten	
Sehstörung?	
Hörstörung?	
Bewegungsstörungen?	
Muttersprache, Dialekt	
Zweitsprache (n)	

Vorbefunde?	
Krankenhaus	
Arzt	
Sprachtherapeut	

Derzeitige sprachliche Auffälligkeiten?	
Wortfindung	
Lautaufbau	
Satzbau	
Verstehen	

KOPIERVORLAGE: SOZIOLINGUISTISCHE DATEN

Name des Übungspartners, Vorname | Datum Untersuchung

Beruf + Ausbildung | Geburtsort / Wohnort

Grunderkrankung

Sprachliche Daten						
Muttersprache(n)						
Varietät bekannt?						
Zweitsprache(n)						
Varietät bekannt?						
Erlernung Zweitsprache						
Aufenthalt in D seit	❏ Learning by Doing		❏ Kurse		❏ Schule	
Kenntnisgrad prämorbid	1	2	3	4	5	6
Kenntnisgrad prämorbid	A1	A2	B1	B2	C1	C2

Familiendaten	
Muttersprache der Mutter	
Muttersprache des Vaters	

Sprachgebrauch	
Welche Sprache(n) wird / werden in der Familie und im Umfeld gesprochen?	
Mit Lebenspartner	
Mit Kindern	
Mit Verwandten	
Mit Nachbarn	
Mit Kollegen	

KOPIERVORLAGE: KURZE ERFASSUNG DER SCHREIBLEISTUNG

_____
Name   Datum

1. Frage: Wie heißen Sie mit Vornamen? Nach Beantwortung: Bitte schreiben Sie Ihren Vornamen und Nachnamen auf die Linie.

_____

2. Fragen: Wo wohnen Sie? In welchem Ort? Nach Beantwortung: Bitte schreiben Sie den Namen Ihres Wohnortes auf die Linie.

_____

3. Bitte ergänzen Sie zuerst mündlich, dann schriftlich die fehlenden Buchstaben des Alphabets.

A B C ___ E F ___ H I J ___ L ___ N O P ___ R S T

___ V ___ X Y ___

4. Bitte ergänzen Sie zuerst mündlich, dann schriftlich die fehlenden Zahlen.

1 2 ___ 4 5 ___ 7 8 ___ 10 11 ___

5. Bitte sagen Sie die Zahlenreihe von 1 bis 12 auf und schreiben Sie die Zahlen dann auf die Linie.

_____

6. Bitte schreiben Sie **etwas Beliebiges** auf die Linie; einige Wörter, einen Satz, Namen von Angehörigen usw.

_____

7. Bitte schreiben Sie die folgenden Buchstaben, Silben, Wörter und Sätze ab (bitte auf gesondertem Blatt):

A G M Y O h g s k w

ma   schü   bik   len   so

Die Kinder gehen samstags gerne schwimmen.

8. Bitte zeichnen Sie das abgebildete Häuschen ab (mit Bleistift!).

9. Bitte schreiben Sie auf Diktat: Tür, Vieh, Mulch, Pförtner, Pantoffel, Sommerfest, Eisenbahnschiene, Er hat kein Geld, Sie möchte sein Auto fahren, Warum hat er nichts davon gesagt?

	Aufgabe	Bemerkungen*
1	Name, Vorname	
2	Wohnort	
3	Alphabet	
4	Zahlen	
5	Zahlenreihe 1-12	
6	Spontanschreiben	
7	Abschreiben	
8	Häuschen	
9	Schreiben auf Diktat	

* SK = Selbstkorrektur, FK = Fremdkorrektur durch Helfer, A = Abbruch oder Aufgabe; U = Unsicherheiten.

BAD SALZHAUSENER BEITRÄGE ZUR APHASIEFORSCHUNG

Herausgegeben von Berthold Simons

Band 1 Berthold Simons / Axel Körner (Hrsg.): Gruppentherapie in der Klinischen Linguistik. 1991.

Band 2 Berthold Simons: Linguistische Übungen für Sprachgestörte. Ein Übungsbuch für Patienten und Angehörige. 1992. 2. Aufl. 1995. 3., durchges. Aufl. 1998.

Band 3 Ulrike Müller: Graphische Symbolsysteme in der Aphasietherapie. Ihre theoretische Begründung und praktische Erprobung auf der Grundlage differenzierter Einzelfallbeschreibungen. 1992.

Band 4 Berthold Simons: Schreib- und Leseübungen für Sprachgestörte. Ein Übungsbuch für Patienten und Angehörige. 1994. 2., korr. und erg. Aufl. 1996.

Band 5 Berthold Simons: Wort, Satz und Text. Praktische Übungen für Sprachgestörte. 1995, 2., korr. und erg. Aufl. 1996.

Band 6 Berthold Simons (Hrsg.): Gruppentherapie bei Aphasie. Probleme und Lösungen. 1996.

Band 7 Berthold Simons: Therapie akuter Aphasien. 1997.

Band 8 Berthold Simons: Modalität Nachsprechen. Materialien für die Dysarthrie-, Dysprosodie- und Aphasiebehandlung. 1998.

SCHRIFTEN ZUR SPRACHFÖRDERUNG
Neurolinguistische, logopädische und sprachheilpädagogische Therapie und Förderpraxis

Herausgegeben von Berthold Simons und Franz J. Stachowiak

Band 9 Berthold Simons: Therapie leichter Aphasien. Materialien für die sprachliche Rehabilitation. 2011.

SCHRIFTEN ZUR SPRACHTHERAPIE UND SPRACHFÖRDERUNG
Neurolinguistische, logopädische und sprachheilpädagogische Theorie und Praxis

Herausgegeben von Martina Hielscher-Fastabend, Berthold Simons und Franz J. Stachowiak

Band 10 Berthold Simons: Sprachförderung bei demenziellen Störungen. 2015.

www.peterlang.de

www.ingramcontent.com/pod-product-compliance
Ingram Content Group UK Ltd.
Pitfield, Milton Keynes, MK11 3LW, UK
UKHW041925210426
5322IPUK00002B/59